TRAITEMENT

DES

ANÉVRYSMES DE L'AORTE THORACIQUE

PAR LA

MÉTHODE DE MOORE

PAR

Le D' Paul CHARMEIL

Ex-interne des Hôpitaux de Lyon.

LYON

TYPOGRAPHIE ET LITHOGRAPHIE J. GALLET

2, rue de la Poulaillerie, 2.

1887

TRAITEMENT

DES

ANÉVRYSMES DE L'AORTE THORACIQUE

PAR LA MÉTHODE DE MOORE

TRAITEMENT

DES

ANÉVRYSMES DE L'AORTE THORACIQUE

PAR LA

MÉTHODE DE MOORE

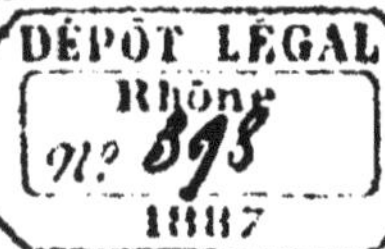

PAR

Le D' Paul CHARMEIL

Ex-interne des Hôpitaux de Lyon.

LYON

TYPOGRAPHIE ET LITHOGRAPHIE J. GALLET

3, rue de la Poulaillerie, 3.

1887

TRAITEMENT

DES

ANÉVRYSMES DE L'AORTE THORACIQUE

PAR LA MÉTHODE DE MOORE

INTRODUCTION

S'il est une affection contre laquelle le médecin semble désarmé, malheureusement dans le plus grand nombre des cas, c'est assurément l'anévrysme aortique.

Le traitement interne qui, par sa diversité même n'est le plus souvent qu'un aveu d'impuissance, pourra parfois, non pas produire une guérison complète, mais retarder un moment l'évolution fatale; et le malade devra à un régime sévère uni à l'emploi de l'iodure, au prix d'un repos absolu une prolongation d'existence généralement éphémère. Mais tandis que l'on cherche dans une modification de l'état général une voie vers la guérison, la lésion locale le plus souvent progresse toujours, rendant de jour en jour le pronostic plus sombre.

C'est alors que devant l'insuffisance constatée des

moyens thérapeutiques, le médecin est autorisé à tenter les suprêmes efforts, et puisque ce sont les progrès incessants de l'anévrysme qui constituent le danger lui-même, il doit tout faire pour en enrayer la marche. Ses investigations sont, du reste, facilitées par l'étude des modes que la nature elle-même emploie pour opérer la guérison spontanée des anévrysmes: c'est par la formation de caillots que s'oblitère alors le sac anévrysmal; c'est en essayant de provoquer la formation de ces caillots qu'on peut espérer arriver au même but.

De cette conception sont nées deux méthodes.

La première en date est l'électro-puncture.

Née en France il y a cinquante-six ans, elle avait été peu employée, quand sous l'influence des travaux de Ciniselli, elle fit une brillante réapparition il y a une vingtaine d'années.

Elle souleva à cette époque un enthousiasme, qui, à en juger par le silence relatif qui s'est fait de nouveau autour d'elle, s'est beaucoup atténué.

C'est qu'en effet, nous aurons occasion de le voir, les améliorations produites sont en général éphémères, et l'application en est parfois extrêmement douloureuse.

La seconde est infiniment moins connue.

Jamais, avant le remarquable article que M. le professeur Lépine lui a consacré, elle n'avait été l'objet d'un travail d'ensemble, en France du moins.

Pourtant, peut-être la méthode de Moore mérite-t-elle mieux que l'indifférence qu'on lui a témoignée.

Aussi avons-nous cru faire œuvre utile en consacrant à son étude notre thèse inaugurale. Nous apportons du reste des faits nouveaux, et trois des observations que nous publions sont inédites; deux nous sont personnelles.

C'est M. le professeur Lépine qui nous a inspiré ce travail. C'est dans son service que nous avons vu appliquer la méthode de Moore; que ce maître éminent reçoive l'expression de toute notre gratitude pour les précieux enseignements qu'il nous a prodigués, et pour l'honneur qu'il nous a fait en acceptant la présidence de notre thèse.

Nous adressons nos remerciements à M. Louis Dor, dont l'obligeance amicale a facilité notre tâche dans la traduction des travaux étrangers.

L'étude que nous entreprenons comprendra 4 chapitres :

Le premier est consacré à l'historique de la question.

Dans le second prendront place les observations.

Dans le troisième nous étudierons la valeur même de l'opération, d'après l'étude des observations.

Enfin dans le quatrième seront discutés les indications de la méthode et le mode opératoire.

CHAPITRE PREMIER

—

Historique

Pour les indications bibliographiques, se reporter à l'index

Le 22 mars 1864, H. Moore présentait un mémoire à la « Royal and Chirurgical Society. »

Ce mémoire était intitulé : « Nouvelle méthode de produire la consolidation de la fibrine dans certains anévrysmes incurables », et était suivi d'une observation de Murchison où les données contenues dans le travail de Moore avaient été appliquées au traitement d'un anévrysme de l'aorte ascendante.

Moore avait été conduit à imaginer sa méthode à la suite de l'observation de deux cas qu'il signalait sommairement :

Dans le premier, une gangrène de la cuisse avait été occasionnée par une embolie artérielle provenant de caillots fibrineux formés autour d'une aiguille plongée dans le ventricule gauche.

Dans le second, un matelot était mort trois jours après avoir reçu un coup de feu, et on trouva dans son aorte ascendante la balle, enveloppée de fibrine.

Quel enseignement tirer de cette étude, si ce n'est que la présence d'un corps étranger, plongé au milieu du sang vivant, est susceptible d'amener la coagulation de ce sang.

En appliquant cette donnée aux anévrysmes, la rapprochant de ce qui se passe dans l'oblitération naturelle du sac anévrysmal, il formulait les principes suivants :

I. — Les anévrysmes de dimension considérable ne peuvent être améliorés que par le dépôt de fibrine dans leur intérieur.

II. — Ce dépôt de la fibrine du sang, la nature n'arrive à l'effectuer que d'une manière insuffisante, par ce que cette fibrine ne se dépose en couche que le long des parois.

III. — Au centre d'un anévrysme, il existe une grande quantité de sang, chargé de fibrine, susceptible de se déposer sur quelque matière apte à cet office.

IV. — On peut donc séparer la fibrine du sang artériel en exposant un corps étranger en contact avec ce sang.

S'appuyant sur ces principes, il conseillait, dans le cas d'anévrysmes non susceptibles d'un traitement chirurgical, l'introduction d'un fil métallique à leur intérieur.

Cette introduction, faite avec une fine canule plantée jusque dans l'intérieur du sac, ne devait offrir aucune difficulté et devait aider considérablement à son oblitération par la formation de nouveaux caillots.

La manière dont l'auteur anglais présentait sa méthode, l'épithète de nouvelle qu'il lui donnait semblait indiquer de sa part la pensée que le principe sur lequel elle reposait lui était personnel, et qu'il était le premier à introduire un corps étranger dans un anévrysme, pour y favoriser la coagulation du sang.

Il était loin pourtant d'en être ainsi.

C'est Velpeau qui, à la suite de recherches entreprises par lui dès 1828, communiquées à l'Académie des Sciences en 1830, établit sur des données expérimentales qu'une aiguille traversant l'artère fémorale d'un chien, et laissée à demeure pendant un certain laps de temps (4 jours au moins) provoquait dans celle-ci la coagulation sanguine au point d'amener une oblitération complète de calibre du vaisseau.

Généralisant sa découverte, il émettait l'hypothèse qu'on pourrait appliquer cette donnée expérimentale à la cure des anévrysmes « les plus redoutables, dit-il, dans les cas où la ligature est d'une exécution difficile, comme à l'aisselle, au-dessous de la clavicule, etc. »

Il n'émet pas formellement l'idée que l'anévrysme aortique lui-même puisse être justiciable d'un pareil traitement.

Notons en passant que les recherches de Velpeau sont antérieures aux premiers essais de galvano-puncture des artères qui ne furent publiés qu'à l'occasion de sa communication à l'Académie des sciences, dans une lettre adressée par Pravaz à la *Gazette médicale* en 1831. — Ces essais étaient communs à Pravaz et à Al. Guérard qui, dès lors, avait eu l'idée d'appliquer l'action coagulante de l'électricité à la cure des anévrysmes.

Velpeau lui-même avait eu des précurseurs le siècle dernier.

Ransohoff cite le cas de Philips qui, en 1780, aurait eu l'idée de faire traverser un anévrysme par un séton qu'il laissa séjourner dans le sac pendant une demi-heure. — Pas d'autres renseignements du reste sur l'opération elle-même et sur son résultat.

Dix ans plus tard, Sir E. Herne introduit des aiguilles chauffées dans un anévrysme iliaque, et par ce moyen obtient la coagulation dans l'intérieur du sac.

Mais ces deux cas, dans leur brièveté même, n'ont que l'intérêt d'une curiosité historique, et c'est bien au chirurgien français que doit revenir l'honneur de la découverte de l'acupuncture des artères.

Sa méthode, du reste, a été peu suivie au moins en France, et Broca, dans son livre, ne cite que trois observations de traitement d'anévrysme par l'acupuncture, qui n'avait été suivie d'aucune amélioration dans l'état des malades ; et encore, de ces trois observations, deux n'appartiennent pas véritablement à la méthode : c'est à la suite d'une séance de galvano-puncture qu'on avait laissé en place les aiguilles, pendant plusieurs jours, dans l'intention de favoriser par leur présence l'action qui aurait pu débuter sous l'influence du courant électrique.

La littérature étrangère est plus riche en tentatives de ce genre, et on peut citer entre autres les noms d'Agnew, Heath, Murray, de Buck. D'une façon générale, la méthode est condamnée par presque tous ceux qui l'ont employée.

C'est ainsi que Buck qui y a eu recours dans deux cas d'anévrysme aortique s'en déclare peu partisan. Dans le premier cas, il avait introduit des fils de soie, dans le second, des épingles à suture, à l'intérieur du sac et les y avait laissés pendant 21 heures.

Les cas favorables, comme ceux de Mac Ewen, de

Rizzoli, ont été obtenus dans des anévrysmes des membres et ont été combinés avec la compression, si bien qu'il est difficile de faire la part de l'acupuncture elle-même.

Citons, enfin, le cas de Murray qui, dans un anévrysme de la sous-clavière, traversa de part en part le sac avec de longues aiguilles fines, et aurait, de la sorte, obtenu une consolidation partielle.

Pour en revenir à la méthode de Moore, on voit que si l'idée directrice de provoquer la coagulation du sang dans l'intérieur d'un anévrysme par l'introduction d'un corps étranger n'est pas de lui, ce qui lui appartient bien en propre, c'est la pensée d'abandonner dans le sac le corps étranger une fois introduit.

La tentative de Moore eut peu de retentissement.

Comme le fait remarquer le professeur Lépine, il est étrange de constater que non seulement le fait clinique, mais le principe même de la méthode aient été passés sous silence par tous les auteurs qui, dans les quinze années suivantes, ont publié des monographies sur les anévrysmes de l'aorte.

Seul Quincke, dans son article de « Ziemssen's handbuch », la signale avec l'attention qu'elle mérite dans l'étude remarquable qu'il consacre au traitement de l'anévrysme aortique.

Cependant Domville, en 1871, W. Murray en 1872, avaient répété l'expérience, mais ces deux auteurs donnèrent à leurs cas une publicité si restreinte qu'ils passèrent complètement inaperçus.

Il n'en fut pas de même pour le prof. Baccelli : cet auteur eut, en 1873, recours à l'introduction dans le sac anévrysmal non plus de fil de fer ordinaire, mais de ressorts de montre. Cette observation remarquable attira vivement l'attention du monde savant. Baccelli du reste aida fortement à sa diffusion en faisant à son sujet une communication très importante au Congrès international de Genève en 1877 : tout en rendant pleine justice à ses devanciers, Velpeau et Moore, il insistait sur ce qu'avait de particulier, au point de vue du corps étranger introduit, son procédé, qu'il venait d'avoir l'occasion d'appliquer pour la seconde fois.

Dans ces dernières années, la science s'enrichit de quelques nouveaux faits, ne différant le plus souvent entre eux que par la nature du corps étranger destiné à provoquer la coagulation dans le sac.

Nous croyons inutile d'énumérer un à un chacun des auteurs qui ont eu recours à cette méthode, la lecture des observations nous dispensant d'insister sur ce point.

Signalons toutefois plus particulièrement les cas de Schröder, de Ransohoff, de Saboïa.

Les observations que nous avons pu ainsi réunir dans la littérature sont au nombre de douze.

Encore les observations de Domville et de Murray tiennent-elles plus par leur brièveté d'une indication bibliographique que d'une relation complète tant clinique qu'anatomo-pathologique.

A ces douze observations, nous en ajoutons trois inédites, dont deux nous sont personnelles.

Ces trois observations ont été recueillies dans le service de M. le professeur Lépine ; notre maître est jusqu'ici le seul médecin français qui ait non seulement appliqué la méthode de Moore, mais encore publié un travail d'ensemble sur la question (1) ; l'indifférence qu'a accueillie ce mode de traitement en France est telle qu'à part les deux observations de Baccelli, publiées dans notre langue par Zawerthal, aucune n'avait jusqu'ici eu les honneurs de la traduction.

La méthode de Moore a été appliquée non seulement aux anévrysmes de l'aorte thoracique, ce qui fait l'objet de notre travail, mais encore à ceux de l'aorte abdominale, d'une part et des gros vaisseaux, soit de la naissance du cou, soit des membres ou du tronc.

Nous avons dû nécessairement nous limiter. — On trouvera dans l'index-bibliographique la liste de ces cas où on a eu recours à la méthode du médecin anglais.

(1) *Semaine médicale*, 25 mai 1887.

CHAPITRE II

Observations

OBSERVATION I. — Murchison (1)

Daniel D... entrait le 10 novembre 1863 dans le service de Murchison.

Il y a 8 ans que le malade a commencé à souffrir de palpitations et de dyspnée. — Au bout de quelques mois il eut une hémoptysie qui a reparu plusieurs fois depuis. — En novembre 1862 il a remarqué pour la première fois une tumeur pulsatile sur la partie antérieure de la cage thoracique, à gauche du sternum. — Cette tumeur s'est accrue rapidement et le malade a eu depuis plusieurs attaques d'angine de poitrine.

Au moment de l'examen, cette tumeur est située entre la clavicule gauche et le bord du sternum. Elle mesure une circonférence de 10 pouces à sa base et fait une saillie de 2 pouces. Elle est généralement arrondie, tout en pointant un peu à la partie supérieure. Dans toute l'étendue de la tumeur, on constate une pulsation qui correspond à chaque battement cardiaque. Pas de souffle à son niveau. — A droite de la tumeur, zone de matité mesurant 2 pouces transversalement sur 3 de haut en bas. — Pointe du cœur battant dans le 5ᵉ espace intercostal. — Les deux bruits cardiaques sont normaux. — Les deux pouls radicaux n'offrent pas d'inégalité ; la voix est normale. — Un peu de submatité, râles bronchiques disséminés dans le poumon gauche. — Respiration normale à droite. — Rien du côté de l'appareil digestif, pas de dysphagie.

Pupilles égales. — Pas d'albumine dans les urines.

(1) H. Moore et C. Murchison. -- *The Lancet*, 1864. -- Tome I, p. 363.

Dans l'intervalle qui s'écoula depuis l'entrée du malade à l'hôpital jusqu'au commencement de janvier, le volume de la tumeur continua à s'accroître, si bien que le 7 janvier 1861 elle mesurait 16 pouces 3/4 à sa base et faisait une saillie de 2 pouces 3/4. En même temps, sa tendance à poindre du côté de la partie supérieure s'accentuait tandis que l'épaisseur des téguments à son niveau diminuait et que la couleur de la peau prenait une teinte violacée. — La tumeur était le siège de douleurs lancinantes, et était extrêmement sensible. — Les modifications furent plus marquées dans les derniers jours de décembre et au commencement de janvier.

L'état général du malade continuait à être satisfaisant. Il buvait et mangeait bien, se levait et se promenait autour de la salle.

Au commencement de janvier la rupture de l'anévrysme à travers les téguments paraissait devoir se produire dans un délai rapproché.

On proposa au malade l'opération de M. Moore, en lui expliquant qu'elle lui donnait quelques chances de prolonger son existence, non sans être par elle-même indemne de tout danger.

Le malade consentit et on procéda à l'opération le 7 janvier à 1 heure de l'après-midi.

Elle consistait dans l'introduction d'une certaine quantité de fil métallique fin dans l'anévrysme, dans le but d'y produire la coagulation.

Une fine canule pointue fut plantée dans la tumeur et on la fit traverser sans difficulté par le fil métallique. — L'opération dura une heure et la quantité de fil introduite fut de vingt-six yards.

L'opération n'amena point de douleur ni d'autres inconvénients qu'un sentiment léger et passager de faiblesse.

La quantité de sang perdu n'excéda pas une demi-once.

Les effets immédiats de l'opération fut une réduction du nombre des pulsations, de 116 à 92 ; une presque absolue cessation des battements dans la tumeur; une diminution dans son volume. — Immédiatement avant l'opération la circonférence de sa base était de 16 pouces 3/4 ; à la fin elle était de 16 pouces. Ces changements commencèrent avec le début de l'opération et s'accusèrent à mesure que celle-ci avançait.

A 7 heures du soir le malade dormait et son pouls ne donnait que 78 pulsations. — Sommeil pendant toute la nuit ; aucun symptôme morbide jusqu'au lendemain matin.

Le 8 janvier, à 9 heures du matin, le malade fut pris d'un frisson qui dura trois quarts d'heure, suivi de douleurs vives à la racine du cou et au niveau de la tumeur.

A 1 heure après midi, 111 pulsations. Pouls plein et bondissant. Action tumultueuse du cœur, toutes les artères du corps battaient avec force. Toujours pas de différence dans les battements artériels des deux côtés du corps.

La tumeur était déjà un peu plus accusée qu'avant l'opération, et la coloration violacée de la peau avait une teinte plus foncée.

Soif vive. — Grande agitation. — La peau était sèche et très chaude. — Ses respirations au nombre de 40.

A 1 heure 1/2, on pratiqua une saignée de dix-huit onces, et à 1 heure 40 une seconde saignée de onze onces, qui amena un peu d'amélioration.

Le lendemain, 7 janvier, nouvelle attaque de frissons. — A 1 heure de l'après-midi il se plaignait d'une vive douleur au niveau de la tumeur et de la racine du cou. — La tumeur était très tendue et molle, surtout à sa partie supérieure. — Sa circonférence mesurait un pouce 3/4 de plus qu'avant l'opération. — Battements du cœur tumultueux.

10 janvier. — A la suite de l'administration d'un peu de digitale et d'opium, le malade est plus calme, souffre moins ; la tumeur a un peu diminué de volume : elle a un 1/2 pouce de circonférence de moins que la veille. Mais dans la soirée l'amélioration ne se maintient pas. — Le pouls = 132. — On note pour la première fois une différence entre les deux pouls radiaux.

Le 11 janvier, aggravation de tous les symptômes : Cœur extrêmement faible.

Le 12 janvier, le malade est mourant ; la circonférence de la tumeur mesure 3 pouces 1/2 de plus qu'avant l'opération. — Il meurt à 11 heures du soir, 4 jours et 10 heures après l'opération.

Autopsie. — Pratiquée peu d'heures après la mort.

Les parois de la tumeur externe sont constituées par la peau, et les fibres du muscle pectoral infiltrées de sérum. La peau recouvrant la tumeur a une teinte livide ; l'intérieur de la tumeur est rempli par des caillots fibrineux, enveloppant les boucles du fil métallique et adhérents à la paroi. — Au centre il existe un peu de sang noir fluide.

L'intérieur de la poche externe n'était nulle part en connexion avec des prolongements des tuniques artérielles ; il communiquait avec le sac anévrysmal lui-même par deux larges ouvertures dans les premier et second espaces inter-costaux gauches. — La côte intermédiaire était érodée et à un endroit presque complètement coupée.

La tumeur anévrysmale située dans le thorax avait à peu près le volume d'un poing d'adulte ; elle siégeait directement derrière le sternum en rapport avec le lobe supérieur du poumon gauche en

2

haut, et l'oreillette droite à la partie inférieure. — Elle était en partie comblée par un caillot fibrineux se continuant avec celui de la tumeur externe.

Elle communiquait avec l'aorte ascendante par une ouverture ayant le diamètre d'une pièce de six pences environ. — A travers cette ouverture le caillot de l'anévrysme gagnait le cœur d'une part et la crosse de l'aorte de l'autre.

La plus grande part de ce caillot s'était évidemment formée *post mortem*, mais la portion située au niveau de l'ouverture était blanche et stratifiée - athérome considérable des tuniques de l'aorte.

Huit onces de liquide louche dans le péricarde dont les surfaces opposées étaient unies par des exsudats fibrineux récents.

La partie supérieure du péricarde pariétal présentait une plaque décolorée et à ce niveau la cavité péricardique n'était séparée de celle de l'anévrysme que par une très faible épaisseur de tissus. — A cet endroit le caillot de l'anévrysme était adhérent.

Cœur hypertrophié. — Myocarde, appareil valvulaire et artère coronaire sains.

Adhérences très solides du poumon gauche. — Poumon droit sain.

Les deux reins contenaient un nombre considérable de petits abcès, allant jusqu'au volume d'un petit pois.

Foie gros, graisseux.

OBSERVATION II. — D. Domville (1).

Le 23 mars 1871, le docteur Domville a introduit quarante pouces d'un fil de fer ténu dans un anévrysme aortique qui avait perforé la paroi thoracique.

La tumeur devint plus dure, mais continua à s'accroître.

Le 9 avril, neuf aiguilles, d'une longueur de deux pouces, et demi furent introduites.

Une hémorrhagie mortelle survint deux semaines plus tard.

On trouva le fil de fer formant un peloton au milieu d'un caillot solide.

(1) Observation résumée dans le Mémoire de Ransohoff. — Nous n'avons pu nous reporter à l'original Stimson-handb., p. 213.

OBSERVATION III. — W. MURRAY (1).

Le 15 mai 1872, le Dr William Murray, de Newcastle, communiquait à la « Royal Medical and Chirurgical Society » une note sur le traitement des anévrysmes internes de dimension considérable :

Il a essayé dans un cas, dit-il, la guérison d'un anévrysme de l'aorte par l'introduction de corps étrangers dans le but d'obtenir la formation de caillots dans le sac. — Plusieurs de ces corps ont été introduits, et ensuite retirés (des aiguilles) et leur introduction a été répétée à plusieurs intervalles et a produit chaque fois un épaississement manifeste des parois de l'anévrysme. D'autres étaient faits d'une matière dont la présence pût être le plus innocente possible (catgut phéniqué) : Ce catgut fut choisi dans l'espérance qu'il se résorberait à la longue, une fois le travail de la coagulation accompli. Enfin, il eut recours, comme dans le cas de Moore, à l'introduction d'un fil métallique. L'opération s'exécuta sans mettre en danger la vie du malade, puisqu'il y a plus de trois semaines qu'elle a été pratiquée et qu'on a introduit vingt-quatre pieds de fil métallique.

Bien qu'aucune de ces tentatives n'ait amené la guérison du malade, elle montrait la voie à suivre pour obtenir quelque jour un succès définitif et complet.

OBSERVATION IV. — M. BACCELLI, 1873 (2).

Le malade, âgé de quarante-trois ans, était cordonnier. Il vint se présenter à la clinique en se plaignant de légères douleurs au côté droit du thorax, sur l'articulation sterno-claviculaire et à la région postérieure correspondante. Il ne pouvait supporter une grande

(1) *British méd. Journal*, 1872, vol. I, p. 506.

(2) Publiée par le Dr Zawerthal, de Rome. Congrès international de Genève, 1871, page 134.

fatigue parce qu'il souffrait bientôt de dyspnée. Les sensations douloureuses se propagèrent ensuite dans le bras droit. On observait aussi de la toux. À l'examen de la poitrine, on aperçut une tumeur pulsatile tout près de l'articulation claviculaire droite et au niveau de cette tuméfaction, on entendait très distinctement les bruits normaux du cœur. Ces faits et d'autres signes concomitants donnèrent la conviction qu'il s'agissait d'un anévrysme.

Alors le professeur Baccelli songea à essayer l'efficacité de sa méthode dans le traitement de ce cas clinique, c'est-à-dire, qu'il se proposa de faire pénétrer au dedans de l'anévrysme un ressort métallique suffisant pour atteindre le fond du sac anévrysmal.

Le 27 mars, à cinq heures du soir, on procéda à l'opération. On plaça le malade horizontalement, la tête tournée à gauche; on plongea un trocart de Geoffroy de la longueur de douze centimètres au bord inférieur et externe de la tumeur, après avoir bien tendu la peau au-dessus afin de détruire tout parallélisme entre la piqûre de la peau et celle des parois du sac. Le trocart, dont le diamètre était à peu près d'un millimètre et demi, fut plongé de quatre centimètres dans le sac, on le dirigea de bas en haut, de dehors en dedans et d'avant en arrière, en formant un angle de 35 degrés avec la poitrine. On choisit pour la piqûre le point où la pulsation était la plus évidente, et on pénétra doucement et en tournant un peu l'instrument.

Il n'y eut pas d'hémorrhagie quand on retira la lame de la canule, il s'écoula seulement trois à quatre gouttes de sang artériel. On avait préparé d'avance un ressort de montre d'horlogerie de 35 centimètres, large d'un millimètre, capable d'embrasser un espace circulaire de cinq centimètres de diamètre quand on l'aurait abandonné à son élasticité. On introduisit l'une de ses extrémités dans la canule jusqu'à ce qu'une moitié eût pénétré dans la tumeur; à ce moment il sembla qu'un obstacle venait se présenter devant le ressort, mais il n'en fut rien. Toujours avec le même ménagement et en le refoulant à la fin avec une tige appropriée, le ressort fut introduit tout entier dans le sac. Il n'y avait plus que sa queue qui débordait la piqûre de la peau; on la recouvrit de deux bandelettes trempées dans le collodion. L'opération fut achevée en vingt-cinq minutes sans que le malade éprouvât de souffrance. On plaça sur la tumeur des vessies remplies de glace pour prévenir toute réaction. Au bout de deux jours les pulsations étaient bien moins évidentes, la toux parut s'apaiser. Au bout d'une semaine on ôta les bandelettes. La peau était parfaitement cicatrisée; les bruits du cœur se convertirent en souffles. Le malade allait toujours mieux, quand, après avoir été définitivement, le 9 avril, les bandelettes, on remarqua, dans les jours suivants que l'extrémité du ressort qu'on avait refoulé avec ce moyen contentif au-dessous de l'anévrysme, avait changé de place et allait tendre la peau. Le 12, on l'apercevait juste au-dessous de la peau : il survint une inflammation érysipélateuse dans le voisinage, on décida alors de délivrer les tissus de ce corps étranger. On fit une incision et on tâcha de couper le bout du ressort ; mais à cause de la difficulté de le faire, il fallut le refouler en dedans, toujours en employant le même procédé qu'autrefois. On pansa la blessure et on y plaça des vessies de glace. Deux jours plus tard le ressort apparut encore à travers les bords de la blessure : alors, ne voulant pas se livrer à des manœuvres dangereuses, le docteur Montenovesi, auquel était confiée la conduite de l'opération, imagina un instrument pour trancher net l'extrémité du ressort au niveau de la tumeur. Avec cet appareil très simple, on coupa quatre centimètres de ressort ; un autre morceau fut enlevé tout simplement avec les doigts.

Le malade allait bien jusqu'au 22, lorsque les douleurs de l'épaule droite se renouvelèrent, la toux devint persistante ; le 25 apparut aussi un œdème au voisinage de la tumeur qui s'agrandit dans la même journée. Le 25, les conditions du malade étaient désespérées ; il avait une toux insupportable, le pouls petit, fréquent. Enfin il mourut le 27, à 4 heures du matin.

On trouva à l'autopsie un œdème qui occupait toute la surface antérieure et latérale de la moitié droite du thorax. Le sternum se brisa sous les efforts qu'on fit pour le soulever, bien qu'on s'y prit avec beaucoup de ménagement parce que cet os était rongé à sa face postérieure par la tumeur ; les extrémités de la deuxième et de la troisième côtes étaient restées adhérentes à la tumeur, de telle façon que le sac s'ouvrit pendant ces efforts. L'anévrysme occupait presque toute la moitié droite du médiastin antérieur ; il était rongé au point d'introduction du ressort, où celui-ci se montrait en partie enveloppé par un caillot sanguin. Ayant incisé le sac, on vit le ressort placé à côté du *forceps* du collet anévrysmal ; il était brisé en six morceaux entourés de caillots stratifiés présentant divers degrés d'organisation ; la paroi interne du sac était même tapissée de couches sanguines solidifiées. Le collet du sac ayant un diamètre de 2 centimètres, était placé sur la face externe droite de l'aorte ascendante, au-dessous de la crosse ; ses parois offraient des traces d'endartérite. Le poumon droit était comprimé, complètement dépourvu d'air, hépatisé, refoulé contre la colonne vertébrale. Le poumon gauche était œdémateux et le cerveau très anémié.

De ces données on peut conclure que le diagnostic était irréprochable, et que la mort du malade était due à des causes étrangères à l'anévrysme, telles que l'œdème pulmonaire, l'anémie du cerveau; les résultats de l'opération ne peuvent que la recommander pour des cas semblables.

L'opération du reste était bien réussie ; le ressort était, comme on vient de le rappeler, placé du côté anévrysmal, juste dans la direction indiquée par le chemin suivi par le courant sanguin lors de l'entrée du sang dans la tumeur, et c'est aussi un fait incontestable que la défibrination par le battage avaient eu lieu, témoins les caillots trouvés autour du ressort.

Quant à la fragmentation du ressort qu'on a rencontrée, on ne saurait décider si elle fut l'effet des manœuvres employées pour refouler le ressort au fond du sac ou pour le couper; ou s'il s'agissait plutôt d'une fragilité de l'acier, causée par son oxydation au contact du sang.

OBSERVATION V. — BACCELLI, 1873 (1).

Une femme de chambre, âgée de quarante-six ans, encore fille, vint consulter le clinicien de l'hôpital du Saint-Esprit pour de la dyspnée, des douleurs entre les épaules, plus fortes à droite sur la clavicule et le long du bras droit qui en était privé de toute fonction. Dans les derniers jours apparut une petite tumeur au-dessus de la région sterno-claviculaire droite, qui était le siège de pulsations remarquables ; les douleurs s'accrurent, la malade se vit contrainte de s'adresser à la clinique médicale. Elle n'avait pas eu jusque-là de maladie grave, elle avait éprouvé seulement quelques accès de fièvre intermittente, des douleurs vagues dans les jambes et quelques gonflements au mollet gauche. Je passe tous les renseignements qui ne sont pas rigoureusement liés à l'anévrysme. En examinant le thorax on vit s'élever sur la région sterno-claviculaire droite une tumeur ronde offrant une pulsation qui était plus accentuée dans un point circonscrit de sa surface.

La tumeur avait un diamètre transversal de sept centimètres.

En percutant en avant et en arrière sur la fosse sus-épineuse, on percevait une diminution de sonorité.

(1) Eodem. loco.

Les données de l'auscultation ne fournissaient pas grand'chose au diagnostic dont nous allons parler.

Quant à l'examen du cœur, sa pointe battait avec beaucoup d'énergie dans le sixième espace intercostal et le soulèvement de la paroi thoracique s'étendait à trois centimètres en dedans de la ligne mamillaire. L'auscultation de cet organe fit entendre la substitution d'un léger bruit de souffle au premier bruit, le second bruit était accentué. Sur le trajet de l'aorte on trouva le même résultat sthétoscopique. Le pouls du côté gauche était plus faible et plus tardif que le pouls de l'artère radiale droite.

Il s'en suit que notre tumeur occupait l'aorte, et s'était développée juste au point où prend naissance le tronc brachio-céphalique. Il s'agissait maintenant de décider quelle configuration devait avoir l'anévrysme. Était-il *ampullaire* ou s'agissait-il d'un élargissement *in toto* du calibre de l'aorte, ou d'une poche placée sur l'aorte déjà élargie, c'est-à-dire d'un anévrysme faux accolé sur un vrai ?

Si l'on eût eu affaire à une dilatation uniforme de l'aorte, un aurait dû observer aussi tous les phénomènes de la stase sanguine dans le système de la veine innominée gauche qui siège sur la crosse de l'aorte, comme les branches fournies par la jugulaire interne et la veine sous-clavière gauche appartiennent à ce système, on aurait dû aussi constater un engorgement des vaisseaux anastomotiques entre les jugulaires des deux côtés et de la veine azygos du cou ; rien de tout cela. La veine innominée gauche n'est pas la seule qui aurait dû souffrir d'une compression, mais aussi bien la veine cave descendante et par conséquent on aurait dû observer un engorgement dans les vaisseaux qui s'y rendent et de l'ordre du bras droit. Mais rien de cela.

L'absence de tout symptôme de compression de la trachée ou des deux nerfs récurrents parlent encore dans le même sens contre une dilatation uniforme de l'aorte.

Les données fournies par l'examen du cœur étaient aussi précieuses : elles éloignaient l'idée d'une hypertrophie grave de cet organe qu'on aurait dû rencontrer s'il y avait eu une grande déviation du courant sanguin. Un déplacement d'un demi-centimètre de la pointe du cœur de son siège normal n'autorise jamais à lui seul le diagnostic d'une hypertrophie des ventricules.

L'aorte doit donc rester sous et derrière la tumeur qui alla à son tour comprimer le poumon et la bronche droite sous-jacente, ainsi que l'a prouvé le caractère soufflant de l'expiration à la région supérieure et interne de la moitié droite du thorax dont nous avons déjà parlé.

On posa donc le diagnostic : *Anévrysme ampullaire de l'aorte due son parcours extrapéricardique, commençant au-dessus de cette portion jusqu'au centre de la crosse de l'aorte avec un léger degré d'hypertrophie compensatrice du ventricule gauche.*

La malade fut reçue dans la clinique où elle resta du 8 avril jusqu'au 23, sans présenter d'autres phénomènes que les suivants: bourdonnement d'oreilles, douleurs plus ou moins vives de l'articulation sterno-claviculaire, engourdissement du bras droit, quelquefois insomnie.

Le 23 avril fut arrêté pour pratiquer l'opération de l'anévrysme suivant les règles et la méthode du prof. Riccelli.

On partagea avant tout au moyen d'une ligne imaginaire la tumeur en deux hémisphères : dans l'hémisphère supérieur était situé le point *minoris resistentiae*.

On choisit le quart inférieur et externe de l'hémisphère inférieur pour y plonger un trocart caché dans une canule assez large pour permettre l'introduction d'un ressort d'horlogerie.

On donna à l'instrument une direction de haut en bas, de dehors en dedans et d'avant en arrière.

La piqûre ne fut nullement suivi d'hémorrhagie : il s'écoula seulement quelques gouttes de sang, et d'ailleurs l'opération s'accomplit sans aucune souffrance de la part de la malade.

Dès qu'on eut plongé la canule dans la tumeur, on y introduisit, l'un après l'autre, trois ressorts entiers d'horlogerie, lesquels mesuraient ensemble la longueur d'un mètre vingt centimètres. Il s'y enroulèrent complètement. Alors on procéda à l'extraction de la canule, on appliqua une vessie de glace, on prescrivit six poudres de digitale, chacune de 5 centigr. La malade alla un peu mieux, reposa, dormit. Après deux jours passés ainsi, la tumeur s'abaissa remarquablement, les pulsations furent bien moins fortes, le souffle perdit de sa rudesse. Le même jour on commença à entendre, en auscultant la tumeur, un bruit de cuir neuf.

Le temps s'écoulait de cette façon jusqu'à la fin du mois d'avril, c'est-à-dire pendant une semaine depuis l'opération, lorsque le matin du 24 après une exploration avec le stéthoscope pressé malheureusement sur la tumeur par un étudiant, la malade fut prise de dyspnée ; la tumeur commença à augmenter, les pulsations qui s'étaient, après l'opération, bornées à la partie supérieure sus-claviculaire de la tumeur, reprirent avec violence ; la température qui s'était toujours tenue dans les 37 et les 38 degr., s'éleva jusqu'à 39 degrés et même plus dans la journée du 28 avril et la suivante. La malade eut des vomissements, le nombre de ses mouvements respiratoires monta jusqu'à 30 par minute ; elle eut pendant la nuit du 2 au 3 mai des rêves qui l'effrayèrent. La tumeur s'élargit.

les pulsations de sa moitié supérieure deviennent violentes, la cyanose augmenta dans l'après-midi, et à 8 heures du soir la malade succomba.

On pratiqua l'autopsie qui fournit des données d'une très grande importance.

Le ventricule gauche était légèrement hypertrophié. La partie ascendante de l'aorte était remarquablement élargie, sa surface interne présentait tous les caractères internes de l'endartérite déformante. Sur la crosse de l'aorte et juste en avant et au-dessous du tronc innominé on aperçoit le point d'insertion d'un anévrysme ampullaire de l'aorte à conformation irrégulièrement circulaire. Cette ouverture avait un diamètre de 11 millimètres.

On incisa sur-le-champ le sac anévrysmal de haut en bas, et l'on trouva dans son intérieur plusieurs caillots fibrineux accolés à ses parois; celles-ci avaient l'épaisseur de 1 à 5 mm. Nulle trace d'inflammation du sac. En s'avançant vers le centre de la tumeur on trouva des caillots fibrineux, solides, massifs, stratifiés; çà et là, entre les caillots, on recueillit de morceaux de ressort. Quand on eut délivré la tumeur de tout corps, on vit clairement les parties érodées de la clavicule, du sternum et même de la deuxième côte droite.

La trachée et les vaisseaux artériels et veineux droits du cou étaient comprimés par le sac.

<hr>

OBSERVATION VI. — SCHRODER [1].

Bonne santé antérieure jusqu'au mois de novembre 1881. A cette époque, douleurs de la région scapulaire droite, s'irradiant dans le bras droit qui l'empêchaient de remplir sa profession de batelier.

Le 5 décembre 1881, on s'aperçut d'une tumeur pulsatile au niveau de la seconde côte. On le traita par des injections d'ergot de seigle au voisinage de l'anévrysme. Après 50 injections semblables, le malade était tellement amélioré qu'il put quitter l'hôpital. Mais déjà le 11 janvier il y rentra: l'anévrysme avait grossi; on institua le même traitement et le 1er février 1882, le malade quitta

(1) Deutsch. Archiv, 1884, p. 196.

de nouveau l'hôpital. Le 16 octobre 1883, il rentra de nouveau ; les douleurs du bras droit, surtout au niveau du coude, avaient tellement augmenté que le malade ne pouvait plus travailler : il trouvait aussi que la tumeur s'était un peu accrue.

Le malade âgé de 41 ans est un homme de taille moyenne, pas très robuste. Les veines du cou sont très développées. Sur le thorax les veines sont peu marquées. Ce qu'il y a de plus frappant, c'est une tumeur proéminant de cinq centimètres environ au-dessus du niveau de la paroi thoracique antérieure droite. Cette tumeur s'étend du bord inférieur de la clavicule droite jusqu'au bord inférieur de la 5° côte, et du bord droit du sternum jusqu'à deux centimètres au moins en dehors de la ligne mamelonnaire. Elle a une dimension de 13 centimètres de long sur 12 centimètres de large ; son grand axe est oblique de haut en bas et de droite à gauche. La peau qui recouvre cette tumeur est uniformément tendue, un peu luisante ; sa tension n'est pas telle qu'on ne puisse facilement prendre un pli de peau à sa partie la plus proéminente. La tumeur est uniformément pulsatile. La main qui l'embrasse n'est pas seulement soulevée, mais ressent encore une sensation d'expansion très accentuée. Avec une pression modérée, on arrive à diminuer un peu le volume de la tumeur. Au niveau des 2° et 4° côtes, on sent une délimitation dure et nette ; enfin, la main sentait outre la pulsation systolique un frémissement très net au moment de la diastole.

La percussion sur la tumeur donne une matité absolue. Au moment de la systole, on entend un bruit faible et sourd ; à la diastole, second bruit éclatant et sans souffle.

La pulsation cardiaque se fait sentir dans le 6° espace gauche, en dehors de la ligne mamelonnaire. La matité cardiaque n'est pas augmentée. Le premier bruit à la pointe est prolongé, le second est pur.

Du côté des poumons, on ne note que quelques signes légers de catarrhe bronchique.

Le pouls carotidien est plus faible à droite qu'à gauche. Pour le pouls radial, c'est l'inverse.

Devant l'extension de la tumeur, le peu d'épaisseur des parties molles qui semblaient séparer le sac de l'intérieur, une rupture de ce côté semblait imminente.

Le 9 novembre 1883, on se résolut à pratiquer l'opération : on planta la canule, dans laquelle on avait au préalable introduit un fil de Florence dans le quadrant externe et supérieur de la tumeur, et le fil fut introduit graduellement, sans qu'on rencontrât grande résistance. Il n'y eut pas d'hémorrhagie notable par la canule. L'introduction des premiers 28 centimètres de fil dura cinq minutes, pour les 21 centimètres suivants, 3 minutes 15 secondes. Quant à l'introduction des dernières portions de fil, elle eut lieu à l'aide d'un mandrin.

On introduisit ainsi 52 centimètres de fil de Florence. On pansa la plaie avec du coton antiseptique.

Le malade fut étendu sur le côté droit, et on appliqua sur la tumeur des compresses de glace.

L'état général ne fut pas altéré; il n'y eut pas d'élévation de température après l'opération. Les douleurs du bras restèrent les mêmes.

Localement, on nota que la tumeur était plus résistante, et que les pulsations dont elle était animée étaient moins accusées, et ceci peu de temps après l'opération.

Le 13 novembre on recommença, et avec précaution on introduisit 71 centimètres de fil de Florence dans le quadrant inférieur et interne de la tumeur.

L'opération dura cette fois 19 minutes; le fil s'étant coulé plusieurs fois, on fut obligé de le couper et de l'introduire en quatre morceaux.

Il y avait donc en tout 126 centimètres de fil dans l'anévrysme.

Le soir de l'opération et le lendemain, le malade était très bien.

Le soir du 13 novembre T. 38, 2; elle oscilla les jours suivants entre 37 et 38°.

Le 16 novembre, douleurs cuisantes qui descendaient de l'épaule droite dans le bras droit.

La tumeur s'accrut dans tous les diamètres, la peau s'œdématia tout autour. Le malade devint de plus en plus impatient et voulut à toute force quitter l'hôpital, le 19 novembre.

M. le docteur Ehrenhaft, qui eut à soigner le malade, plus tard, dans les environs de Vienne, eut l'obligeance de donner la relation suivante de l'autopsie de notre malade, qui était mort le 28 novembre (9 jours après), en présentant des symptômes d'œdème pulmonaire.

L'autopsie fut faite par M. le professeur Kundrat lui-même.

Au niveau de la partie droite de la poitrine, sous le muscle pectoral, se trouvait une tumeur hémisphérique, du volume d'une tête d'enfant, pointant un peu du côté de l'acromion, d'une consistance presque fluctuante.

Dans la cavité pleurale gauche, un litre, dans la droite 1 litre 1/2 d'épanchement séreux jaunâtre.

Les poumons sont atélectasiés dans les portions inférieures; dans les parties supérieures, un peu d'œdème. — Il contiennent peu de sang.

Le cœur a un volume normal. Il est flasque, surchargé de graisse. Le ventricule gauche est dilaté ; les parois sont amincies. Le myocarde est d'une couleur brun pâle et très mou. La valvule mitrale est grêle ; l'orifice aortique un peu dilaté ; les valvules sigmoïdes un peu lâches.

L'aorte, jusqu'à sa réflexion est dilatée en forme de fuseau. Toute la portion descendante est uniformément distendue. L'aorte thoracique présente une quantité de plaques d'athérome en dégénérescence graisseuse.

Au niveau de la portion droite et postérieure de la partie ascendante de l'aorte, 4 centimètres au-dessus des valvules sigmoïdes, se trouve dans la paroi aortique un orifice de 7 centimètres de long sur 4 centimètres de large, par lequel l'aorte communique avec une poche sphérique du volume d'un poing qui se dirige en haut, en dehors et à droite du sternum, et qui est délimitée par les 2e et 3e côtes. — Cette poche communique par un orifice circulaire de 7 centimètres de diamètre, avec une seconde poche qui constitue la tumeur que nous avons trouvée sous le muscle pectoral et qui est du volume d'une tête d'enfant.

Le sac intra-thoracique est libre de thrombus et rempli seulement d'un sang fluide jusqu'au niveau de sa communication avec le 2e sac.

La poche située en dehors de la cage thoracique, délimitée en avant par le tissu conjonctif situé sous le muscle pectoral, est entièrement pleine de caillots sanguins.

Les caillots qui sont situés contre la paroi de la poche ont plusieurs millimètres d'épaisseur et sont recouverts sur leur face interne d'une couche ondulée de fibrine qui, au point où les deux sacs communiquent, prend la disposition de caillots fibrineux anciens, brun pâle et feuilletés.

Dans le reste de la poche la fibrine présente des expansions d'un beau rouge qui recouvrent des caillots mous qui remplissent le sac externe.

Par la section au niveau du plus grand diamètre de la poche, on voit au centre de ces masses d'un noir rougeâtre un caillot brun pâle de 4 centimètres de large et de 7 centimètres d'épaisseur, qui est stratifié, la paroi de la poche surtout au niveau de la moitié inférieure est garnie de caillots libres.

Dans la moitié supérieure du sac externe, disposition à peu près analogue. — C'est là et là seulement que se trouvent les fils de Florence, au centre de caillots rouges noirs. On en trouve un petit morceau de quelques centimètres d'une part et de l'autre un très long morceau qui traverse le caillot de part en part et plusieurs fois.

On doit considérer ce traitement comme absolument sans danger, l'issue fatale ayant été évidemment indépendante de l'acte opératoire lui-même.

———

OBSERVATION VII. — BACELLI, 1885 (1).

Le malade est un maçon âgé de 50 ans.

L'opération a été faite devant les délégués à la Conférence sanitaire.

On introduisit un fin trocart de gauche à droite.

Pas d'hémorrhagie par la canule, à travers laquelle on poussa 7 ressorts de montre de 50 centimètres chacun, c'est-à-dire 3 mètres 50 de fil d'acier.

Le malade mourut deux jours après d'épuisement, sans avoir présenté de phénomènes attribuables à une embolie.

A l'autopsie, on ne trouva que peu de signes de coagulation dans le sac.

———

OBSERVATION VIII. — J. RANSOHOFF (2).

Alfred P..., âgé de 35 ans est admis au « good samaritain hospital » en mai 1885.

Il a toujours joui d'une bonne santé — N'a jamais fait d'excès alcooliques notables. — Il a eu quelques années auparavant, un chancre mais n'est pas syphilitique.

En août 1885, il fit en ramant un effort subit et très vigoureux, à la suite duquel il ressentit dans le côté droit de la poitrine une douleur lancinante très vive.

<hr>

(1) British med. Journ., 1886, vol. I., p. 1755. — L'observation n'a pas été publiée d'une façon plus circonstanciée.

(2) Joseph Ransohoff. — Journal of the american association. 30 octobre 1886.

Depuis, la douleur ne l'a pas quitté. — Peu à peu sont venues une dyspnée assez accusée, une toux plus ou moins fréquente, l'impossibilité de se livrer à un travail un peu fatiguant. Un exercice violent est suivi de paroxysmes dyspnéiques tels qu'ils mettent sa vie en danger.

Du 21 février au 27 avril, le malade a été traité à l'hôpital de Cincinnati par le repos, et l'iodure de potassium, mais sans amélioration notable.

A l'examen, ce malade est un homme à apparence vigoureuse, bien musclé — respiration laborieuse, courte, interrompue fréquemment par des quintes de toux qui amènent le rejet de mucosités adhérentes. — Œdème marqué de la racine du cou, s'étendant au côté droit de la face et de l'épaule.

L'inspection du thorax montre la présence d'une tumeur conique, située au côté droit du sternum, occupant les second et troisième espaces intercostaux. — Cette tumeur du volume du poing présente des battements visibles. Pas de changements de coloration des téguments à son niveau.

La palpation fait connaître une expansion très marquée, s'étendant du corps inférieur de la clavicule à la 4e côte, et du bord droit du sternum à un pouce et demi au delà de la ligne mamelonnaire.

La tumeur est molle, fluctuante, très sensible à la pression — Son mat à la percussion. Pas de thrill appréciable.

Pas de bruit anormal surajouté au niveau de la tumeur. Les bruits cardiaques, surtout le claquement sigmoïdien, sont perçus très nettement.

La pointe du cœur bat à sa place. Au repos le nombre des pulsations est de 100. Au sphygmographe on constate le synchronisme des deux pouls radiaux, dont la forme n'a rien de spécial à noter.

L'auscultation du poumon droit révèle de la rudesse respiratoire au-dessous de l'angle inférieur de l'omoplate. — Râles muqueux disséminés dans les deux poumons.

On porte le diagnostic d'anévrysme sacciforme de l'aorte ascendante, avec perforation de la paroi thoracique, sans athérome ni hypertrophie cardiaque.

A son admission à l'hôpital le malade dut garder le repos au lit autant que la toux et la dyspnée le lui permettraient — Régime diététique restreint; un gramme d'iodure de potassium trois fois par jour.

Pendant une semaine, ce traitement, avec l'administration d'une injection de morphine pour la nuit amena une amélioration notable.

La douleur et la dyspnée diminuèrent un peu, ainsi que la fréquence du pouls qui tomba à 90 pulsations par minute. Pas de changement appréciable du côté de l'anévrysme.

Cette amélioration disparut deux semaines après l'admission dans le service, à la suite de vomissements plusieurs fois répétés, qui furent suivis d'une exacerbation de la douleur et de la dyspnée et d'une épistaxis prolongée. — Quand la susceptibilité de l'estomac le permit, on reprit l'iodure, mais sans bénéfice marqué.

Pendant les troisième et quatrième semaines du séjour du malade à l'hôpital on fit six injections cutanées d'argotine au voisinage de la tumeur; les injections n'eurent aucun effet fâcheux pour l'anévrysme, mais durent être abandonnées à cause de la douleur qu'elles occasionnaient au malade.

C'est vers cette époque que parut l'observation de Loreta qui avait traité avec succès un anévrysme de l'aorte par la méthode de Moore. À la suite d'une consultation avec le Dr Wittalker, on résolut d'introduire un fil métallique dans le sac, dans l'espoir de provoquer l'oblitération de l'anévrysme par la formation de caillots solides. On se servit d'un fil d'argent flexible, auquel on avait donné la forme voulue en le faisant passer fréquemment dans une boîte de la dimension apparente de l'anévrysme.

Le 13 juin, on introduisit dans l'anévrysme une aiguille droite et creuse. L'aiguille fut introduite parallèlement à la paroi thoracique, afin d'éviter autant que possible la pénétration du fil dans l'aorte elle-même.

Quatre-vingt-six pouces de fil furent ainsi introduits, sans difficulté.

La douleur fut vive ; il n'y eut pas d'incidents pendant l'introduction des quatre premiers pieds : le pouls était bon quand, tout-à-coup, il devint presque imperceptible et très rapide. En même temps le malade accuse une grande faiblesse et la mort paraissait imminente.

L'administration de plusieurs injections de whiskey, rendit de la force au pouls, et le restant de fil fut introduit sans autre interruption.

L'extrémité du fil fut poussée dans le sac à l'aide d'un mandrin introduit dans la canule. — On n'eut d'hémorrhagie ni pendant, ni après l'opération; une vessie de glace fut appliquée sur l'anévrysme et on administra une potion opiacée.

Le jour suivant, amélioration notable de tous les symptômes : l'œdème du cou avait entièrement disparu, la douleur était moindre, la tumeur était plus dure dans sa portion interne, les battements beaucoup moins marqués qu'avant l'opération.

De jour en jour, pendant deux semaines, l'amélioration du malade s'accusa. Le pouls dépassa rarement 80, était fort et régulier. — La température, sauf le second jour, resta normale. La dyspnée et la toux n'étaient plus si marquées, et il paraissait certain que l'organisation d'un caillot solide était en progrès. La portion interne de la tumeur était presque solide et la fluctuation n'y était plus appréciable.

Dans les derniers jours de juin une aggravation se produisit, aggravation qui coïncida avec une augmentation des battements et une proéminence plus accusée de la portion interne de la tumeur.

L'œdème du cou, du côté droit de la face et du bras, revint plus marqué que jamais. L'œil droit se ferma complètement. Le malade ne pouvait plus dormir que dans la position assise.

Dans l'espoir de consolider cette portion du sac, on pratiqua une seconde opération le 5 juillet, dans laquelle on introduisit quatre-vingt-huit pouces de fil, à la partie sternale de la tumeur. — Rien de spécial pendant l'opération qu'une douleur très vive.

La région de la tumeur était devenue extrêmement sensible trois jours après l'opération. Une induration marquée des tissus au niveau de la tumeur était perceptible, et les battements paraissaient moins accusés.

On espérait encore une amélioration notable, quand le malade fut trouvé mort dans son lit le 12 juillet au matin.

Autopsie. — Pratiquée par le docteur Kebler.

Rigidité cadavérique très accusée. Œdème notable du côté droit de la face, du cou, du bras droit, du côté droit du tronc et de l'extrémité inférieure droite.

Du côté de la cage thoracique, il existe une tumeur conique de 8 pouces de diamètre, s'étendant de la clavicule au mamelon.

Afin d'obtenir la lésion dans sa totalité, on enlève la moitié droite de la paroi thoracique avec le cœur, l'aorte et la trachée.

En pratiquant les incisions nécessaires, on trouve la cavité pleurale droite remplie de sang, le poumon droit étant comprimé.

À la partie antérieure de la crosse de l'aorte est appendue une tumeur anévrysmale de 7 pouces de long sur 8 de large. L'orifice de communication est large d'un pouce, et circulaire. Son bord inférieur est éloigné d'un pouce de l'origine de l'aorte.

À la partie postérieure et externe de l'anévrysme, au point où il est recouvert par le feuillet de la plèvre médiastine, existe une ouverture un peu plus grande qu'une pièce de 50 centimes ; c'est le point où l'anévrysme s'est rompu.

Une fois l'anévrysme ouvert par une section d'arrière en avant, ou trouve à sa partie supérieure et interne, remplissant le tiers du sac, un caillot stratifié solide, d'une consistance considérable, adhérent à la paroi du sac. Les parois des autres portions de l'anévrysme sont recouvertes d'une mince couche de fibrine, l'intérieur étant rempli avec des caillots mous, de récente formation.

Dans toutes les portions du sac, au milieu des anciens et des récents caillots, on trouvait de nombreuses boucles du fil d'argent. Une d'elle se trouvait immédiatement et en relation étroite avec une des valvules sigmoïdes de l'aorte. Au niveau de la rupture, il n'y avait pas de fil.

Quand on eut enlevé les caillots du sac, on trouva que les deuxième et troisième côtes étaient détruites et que la paroi antérieure de la portion externe de l'anévrysme était surtout constituée par le muscle pectoral qui contenait environ deux pieds de fil enroulé.

Une dissection consécutive montra que l'anévrysme comprimait la bronche droite et la veine innominée du même côté, qu'on ne put isoler qu'en entamant la paroi même du sac.

L'origine des grands troncs artériels naissant de la crosse de l'aorte était perméable et la circulation à leur intérieur pendant la vie n'était évidemment pas influencée par la dilatation de la portion ascendante de l'aorte.

OBSERVATION IX. — D. CAYLEY (1).

Le malade est un homme âgé de 43 ans, admis à l'hôpital de Middletex, le 5 juin 1885. Depuis novembre 1881, il souffrait des symptômes d'un anévrysme de l'aorte, mais ce n'est que cinq jours avant son entrée qu'une tumeur pulsatile s'était montrée à la naissance du cou, faisant à ce niveau une saillie de trois pouces, derrière l'articulation sterno-claviculaire droite.

Le malade fut d'abord traité par la méthode de Tuffnell, et prit de fortes doses d'iodure de potassium. La tumeur continua à augmenter de volume, et une rupture, soit à l'extérieur, soit au milieu des tissus du cou devint imminente.

(1) Dr Cayley, the Lancet, 27 février 1886, page 385.

Le 21 juin, M. Hulke introduisit dans le sac, à travers une fine canule, quarante pieds de fil de fer. Cette introduction ne fut suivie d'aucun trouble général, et n'amena aucune douleur locale ; et cette portion de l'anévrysme se consolida complètement.

Vers le 15 août, les signes de l'extension de la portion intra-thoracique de l'anévrysme (Dyspnée croissante et toux extrêmement pénible) s'accentuèrent, et on perçut une augmentation des battements derrière le sternum et au niveau de l'articulation sterno-claviculaire gauche.

La compression de la trachée par l'anévrysme devant à bref délai amener une issue fatale, on résolut d'essayer la solidification de la partie du sac produisant cette compression.

Le 10 septembre, M. Gould, en l'absence de M. Hulke, introduisit une canule immédiatement au-dessus de l'articulation sterno-claviculaire gauche, en dirigeant l'instrument obliquement vers la ligne médiane, et introduisit 31 pieds 9 pouces de fil de fer.

Cette intervention n'amena aucun trouble général, mais on n'obtint aucune régression des symptômes et le patient mourut de dyspnée paroxystique, le 19 septembre.

A l'autopsie, on trouva un énorme anévrysme prenant naissance dans la portion ascendante de la crosse, communiquant avec l'aorte par un large orifice. Toute la partie supérieure de la poche était comblée par des caillots au milieu desquels se trouvait le fil de fer.

Les parois du sac anévrysmal, dans la partie siégeant à la base du cou, n'étaient constituées que par une mince couche de tissu connectif condensé.

Les parties inférieures du sac, au niveau de son origine aortique, comprimaient et aplatissaient la trachée immédiatement au-dessus de la bifurcation.

La première opération avait produit le résultat cherché en prévenant une rupture imminente de l'anévrysme. Le volume et les connections du sac anévrysmal avaient rendu inutile la seconde opération.

OBSERVATION X. — HOWARD MARSH (1)

R. M., âgé de cinquante-six ans, ancien militaire, ne présentant aucun antécédent syphilitique ou alcoolique, entrait à l'hôpital le

1 *The Lancet*, tome II 1895, p. 131.

11 décembre 1885. — Il y a seize jours il a remarqué, immédiatement au-dessus de la clavicule, au niveau de la carotide primitive gauche, une tumeur du volume d'un œuf de poule environ, présentant tous les caractères d'un anévrysme.

La tumeur était nettement limitée en haut, mais son extrémité inférieure s'étendait derrière la clavicule. Un examen attentif ne put donner au docteur Andrew la preuve de l'existence d'une tumeur intra-thoracique, et le diagnostic porté fut : anévrysme sacciforme de la carotide primitive immédiatement à son émergence du tronc. On percevait, mais très faiblement la pulsation carotidienne dans les parties supérieures du cou ; la pulsation de la temporale superficielle n'était pas sensible. Le malade déclare que depuis le développement de sa tumeur il avait beaucoup souffert au voisinage du cœur ; le lendemain de l'admission, un peu de gêne respiratoire. Douleur et engourdissement dans le bras gauche. — L'état général paraissait satisfaisant.

M. Savory et d'autres médecins de l'hôpital, appelés en consultation, furent d'avis que le cas était justiciable d'une ligature au-dessus du sac.

La faiblesse de la pulsation au delà du sac fut regardée comme une indication importante de recourir à cette méthode. Toutefois M. Marsh pensait que cette faiblesse pouvait être expliquée par la compression du tronc de la carotide par la tumeur, si l'histoire contée par le malade était exacte; car il était bien improbable que la tumeur existant depuis 16 jours seulement, l'artère fut oblitérée.

Opération le 19 décembre. — M. Marsh découvrit la carotide au niveau du cartilage cricoïde. La pulsation du vaisseau était très douteuse et il parut de consistance dure et résistante. Après avoir placé deux ligatures autour de l'artère, distantes de trois quarts de pouce environ, on le sectionna entre ces deux ligatures. Ceci fait, on trouva l'artère complètement oblitérée par un caillot solide adhérent aux parois du vaisseau et qui évidemment était d'un certain âge, ce qui démontrait que la maladie remontait à une date bien plus éloignée que ne l'avait dit le malade.

La guérison de la plaie s'effectuait convenablement quand, le 21 décembre, il fut saisi subitement de dyspnée et d'agitation considérables, qui, sous l'influence d'une piqûre d'un centigramme de morphine, s'amendèrent après avoir offert, pendant quelques instants des symptômes inquiétants.

Le 22 décembre, tuméfaction et induration considérables autour de la plaie et dans la région sous-maxillaire, avec de la gêne de la déglutition.

Cet état s'associait à une augmentation considérable du sac, et c'est évidemment à la compression des organes de la racine du cou, qu'étaient dus les symptômes alarmants sus-mentionnés.

Il fut alors soumis au régime de Tuffnell, et dut garder le repos le plus absolu.

Le 5 janvier on découvrit qu'un peu de pus s'était collecté au fond de la plaie, derrière le muscle sterno-mastoïdien. On fit en conséquence une ouverture à la partie postérieure du muscle, accompagnée d'un drainage.

Il n'y eut pas d'autre accident du côté de la plaie, et pendant le reste du mois il n'y eut qu'un léger accroissement dans le volume de la tumeur. Les pulsations devinrent moins distinctes et la consistance plus dure.

Mais du 10 février au 5 mars, la tumeur augmenta beaucoup de volume et devint considérablement plus proéminente. Aussi prit-on la détermination d'introduire une substance étrangère dans l'intérieur du sac ; à cet effet, le 10 mars, après avoir choisi un endroit de la tumeur un peu écarté du point le plus proéminent, où la peau était intacte, mais où la pulsation était très perceptible et semblait rapprochée de la surface, on planta un trocart très fin, entouré de sa canule, d'un pouce 1/2 de longueur environ, dans l'anévrysme et on retira le trocart.

Pas d'écoulement de sang : la canule resta aussi sèche que si on l'avait plantée dans une tumeur graisseuse. Un stylet fut alors passé à travers la canule, à trois pouces environ de profondeur ; il entra facilement mais pas davantage d'écoulement sanguin, et le bout du stylet ne fut pas teint de sang comme il l'aurait été s'il s'était trouvé au contact du sang liquide. On essaya alors de faire passer dans la canule des crins de cheval mais ce fut impossible, le passage du crin étant arrêté immédiatement après avoir traversé la longueur de la canule.

En introduisant le stylet de nouveau on amena son extrémité à être libre, comme si elle avait été dans une cavité et, bien qu'il n'y eut pas d'écoulement sanguin, la pénétration de la canule dans le sac n'était pas douteuse : les pulsations étaient en effet si distinctes que l'épaisseur des parties molles environnant l'anévrysme ne pourrait certainement être tout au plus que d'un tiers de pouce.

On suppose que la canule avait repoussé une portion de caillot qui en obstrua alors la lumière et qui, en coiffant l'extrémité du stylet, empêcha le courant sanguin de le teindre de sang.

Le malade n'étant pas anesthésié on renonça à insister davantage et on retira la canule.

Aucun accident ne suivit l'opération et M. Marsh avait l'intention d'introduire la canule dans un autre point, mais le malade désirant auparavant terminer des affaires de famille s'y refusa pour le moment.

Le 15 avril, bien que la tumeur n'eut pas augmenté notablement, on trouva à la partie antérieure du sac un abcès gros comme une noix, recouvert par une légère couche de peau amincie.

Le 16, M. Marsh l'ouvrit et environ un drachme de pus s'en échappa. L'ouverture délivra le malade des douleurs qu'il éprouvait, mais le jour suivant, à travers cette ouverture, il s'échappa une masse solide de caillots fibrineux, ayant la forme d'un dôme, de 1 pouce de longueur sur 1 pouce 1 2 d'épaisseur, provenant de l'anévrysme. Cette issue fut suivie d'une hémorrhagie de plusieurs onces. L'ouverture fut immédiatement bouchée par un tampon de lint imbibé de perchlorure de fer. De temps en temps l'hémorrhagie réapparaissait et était arrêtée par un nouveau tamponnement. M. Hunt, chirurgien de l'hôpital, mit à plusieurs reprises deux doigts dans l'intérieur du sac en introduisant les tampons. L'hémorrhagie n'étant arrêtée que par un tamponnement très serré au-devant de l'ouverture qui avait à la fin deux pouces de diamètre.

Il est remarquable que dans de telles conditions le malade ait pu vivre jusqu'au 22 avril, cinq jours après la rupture de l'anévrysme.

A l'autopsie, anévrysme considérable de la portion transversale de la crosse aortique, embrassant l'extrémité inférieure de la carotide.

Aorte entièrement athéromateuse. La tumeur avait aplati et déplacé la trachée.

OBSERVATION XI. — Professeur V. SABOÏA (1).

João Pacheco, portugais de naissance, entre à l'hôpital de Rio de Janeiro, le 20 juin 1899.

Au point de vue des antécédents, on note une bonne santé générale antérieure. A l'âge de 18 ans, il eut un chancre suivi de bubons dans les deux aines. Il a été à plusieurs reprises atteint de rhumatisme articulaire.

Il y a deux ans, il a commencé à souffrir de douleurs sourdes et profondes dans la région dorsale, s'exaspérant pendant la nuit et l'empêchant de dormir. Les douleurs ont persisté depuis, mal-

(1) Revista dos cursos praticos e theoricos, — Rio de Janeiro, décembre 1898.

gré les médicaments qu'il a pris, et bientôt il s'aperçut d'un développement d'une tumeur, au niveau du point où il souffrait le plus. Cette tumeur est animée de battements énergiques.

Le malade se trouvant dans l'impossibilité de travailler demande son entrée à l'hôpital.

A l'examen, c'est un homme de petite taille, un peu frêle, de constitution lymphatique. Sa physionomie accuse des souffrances violentes. Langue humide, un peu saburrale.

Thorax de forme régulière, ne présentant rien de particulier à la partie antérieure. Respiration un peu précipitée. Pas d'altération de la voix.

A la partie postérieure du tronc, à gauche des apophyses épineuses, au niveau des 9e, 10e, 11e côtes, on constate la présence d'une tumeur de forme allongée, dirigée de dedans en dehors, et de haut en bas, douée de mouvements expansifs sensibles à la vue et à la main. Le grand diamètre de la tumeur mesure 8 centimètres, le petit 7. La saillie est de 3 centimètres.

Pas de modifications dans la couleur et la consistance de la peau qui la recouvre. La tumeur est élastique et résistante. Elle rend à la percussion un son mat ; on perçoit à son niveau un battement double, avec un souffle rude, systolique.

La pointe du cœur bat dans le 6e espace ; son volume ne parait pas augmenté. Pas d'altération du rythme et des bruits cardiaques.

Le pouls radial des deux côtés est égal.

Le murmure vésiculaire est un peu soufflant du côté gauche ; on perçoit dans la fosse sous-claviculaire quelques râles muqueux.

Rien à noter du côté droit.

Ventre plat, non sensible à la palpation. Foie de volume normal. Les douleurs ressenties au niveau de la tumeur sont considérables, et ne permettent pas au malade de reposer un instant pendant la nuit. Le jour, elles sont plus tolérables.

Tous ces symptômes firent poser le diagnostic d'anévrysme thoracique, faisant saillie à la partie postérieure, au niveau des 9e, 10e et 11e côtes gauches, ayant détruit le tiers postérieur des côtes et probablement une portion du corps des vertèbres correspondantes.

On résolut d'avoir recours à l'opération de Ruccelli. Jusqu'au 7 juillet, le malade prit par jour deux grammes d'iodure, et 4 grammes de bromure de potassium.

Devant les appréhensions du malade, on lui fit respirer quelques gouttes de chloroforme ; puis, l'ayant tourné du côté droit, on enfonça, à la partie externe de la tumeur anévrysmale, une canule de 2 millimètres de diamètre. Dès qu'on eut la sensation que l'extrémité se trouvait libre dans une cavité, on retira le trocart, sans qu'il s'écoulât une goutte de sang par la canule. On introduisit alors, en commençant par la partie centrale, un ressort de montre dans l'intérieur du sac, en en repoussant l'extrémité à l'aide d'une porte-mèche. De la même manière fut introduit un second ressort, sans la moindre difficulté. Puis, après avoir modifié un peu la direction de la canule, on en introduisit un troisième, et enfin un quatrième qu'on dût couper, à cause de la résistance qu'on éprouvait à l'introduire.

On avait ainsi introduit 1 mètre 80 centimètres de fil de fer dans l'anévrysme.

La douleur ressentie par le malade fut très légère, et on retira sans la moindre peine la canule. On obtura l'ouverture avec un peu de collodion, avec un pansement léger par dessus.

L'opération avait duré 12 minutes. Presque immédiatement les battements et l'expansion de la tumeur diminuèrent; elle devint plus dure, et le malade fut en grande partie délivré de sa douleur.

Cet état se maintint jusqu'au quatrième jour; le malade mangeait et dormait bien. La tumeur était de plus en plus dure, les battements moins énergiques.

Dans la nuit du 11 au 12 juillet, le malade se plaça de telle sorte qu'il comprima assez fortement sa tumeur. Le lendemain matin, il recommença à ressentir, dans la région, des douleurs presque aussi fortes qu'auparavant; la température monta à 38°,6. Du reste, il n'y eut pas de modifications notables dans l'état de la tumeur elle-même.

Le lendemain, tout rentrait dans l'ordre, et la température n'excédait pas 37°,8.

Il n'y eut pas de nouvelle alerte jusqu'au 20 juillet, et tout allait bien, quand, tout-à-coup, le malade en se levant fut pris d'une syncope mortelle, quatorze jours après l'opération, évidemment due à la rupture de l'anévrysme.

AUTOPSIE. — La cavité pleurale gauche était remplie de caillots rutilants qui avaient repoussé le poumon à la partie supérieure et contre la colonne vertébrale. Après avoir retiré ces caillots qui pesaient 800 grammes, on aperçut une tumeur globuleuse, du volume d'une tête d'un nouveau-né, prenant naissance à la partie gauche et postérieure de l'aorte descendante, limitée en haut au niveau de la neuvième côte, en bas et en avant reposant sur la face supérieure du diaphragme.

À l'union du tiers supérieur avec les deux tiers inférieurs, il existait à la partie antérieure une solution de continuité, à bords déchiquetés, de deux centimètres de diamètre.

Sur la même face, mais un peu plus bas, seconde solution de continuité, au centre de laquelle se trouvait l'extrémité d'un des ressorts introduits dans le sac anévrysmal.

La superficie de la tumeur avait un aspect tomenteux; certaines portions en étaient denses et épaisses, d'autres minces et flaccibles.

Du côté droit de la colonne, au même niveau que la tumeur du côté gauche, il en existait une seconde, du volume d'un œuf de poule, communiquant avec l'aorte par la même ouverture.

Une section du sac anévrysmal principal montrait que les parois de ce sac étaient constituées, en beaucoup de points, par une paroi fibreuse et résistante.

Le sac était rempli de caillots, dont les uns étaient fibrineux, les autres épais et lamellaires; au milieu de ces caillots et enroulés dans tous les sens se trouvaient les ressorts d'acier dont les pointes périphériques étaient dirigées du côté de l'extrémité antérieure et inférieure de la tumeur, à cinq centimètres du point où s'était produite la rupture.

Le ressort dont la pointe se présentait au centre de la rupture du sac, au niveau de sa superficie, était comme les autres entouré de caillots dans le reste de son étendue.

En enlevant la masse des caillots du sac, pour se rendre compte de la situation exacte des ressorts, on constata qu'ils étaient enchevétrés les uns dans les autres et brisés en 11 morceaux.

La partie latérale des 8e, 9e et 10e vertèbres dorsales était détruite, ainsi que les côtes correspondantes.

L'orifice de communication de l'aorte avec les deux poches anévrysmales se trouvait à la partie postérieure du vaisseau et avait une forme allongée dans le sens longitudinal; il mesurait 2 cent. de diamètre.

Quelques noyaux tuberculeux au sommet du poumon droit. Rien à noter du côté du cœur et des autres organes.

OBSERVATION XII

Inédite.— Recueillie par M. Mouisset, alors interne du service.

M... Pierre, 45 ans, tanneur, entre le 20 septembre 1886, dans le service du prof. Lépine.

Pas d'antécédents pathologiques héréditaires importants. Quelques excès de boisson (2 litres 1/2 à 3 litres de vin par jour) ; pas d'excès alcooliques proprement dits.

Il y a une vingtaine d'années le malade eut à la verge un chancre qui paraît avoir été un chancre mou ; plus tard il ne se manifesta pas d'éruption.

Métier pénible, exigeant des efforts continuels.

Depuis 15 mois, le malade accuse derrière le sternum une douleur sourde, peu intense, non continue ; elle cessait quelquefois pendant une quinzaine de jours, pour reparaître pendant un jour ou deux ; ces douleurs devinrent plus vives il y a 6 mois, et bientôt le malade voyait apparaître une saillie à la partie la plus interne du 2° espace intercostal droit ; peu à peu elle augmenta de volume envahissant toute la largeur du sternum qui se résorba ; un mois après se montrait au-dessus de la première, une seconde tumeur, qui aujourd'hui tend à se confondre avec la tumeur primitive mais en reste séparée par une portion rétrécie ; la tumeur la plus inférieure présente le volume d'une petite orange ; la supérieure un volume trois fois moindre ; elle sont à peu près régulièrement sphériques toutes les deux.

A leur niveau, la peau est rouge, lisse, la température locale est un peu élevée ; le volume augmente et diminue alternativement. L'inspection et la palpation permettent d'y constater un soulèvement coïncidant avec le choc de la pointe du cœur et avec la dilatation de la tumeur.

A l'auscultation, on y constate un souffle systolique léger, et un retentissement assez éclatant du 2° bruit.

La percussion donne un son mat.

Du côté du cœur on ne constate rien d'anormal, la pointe bat dans le 5° espace.

Le pouls est régulier, les pulsations des deux radiales sont synchrones. Un peu de dicrotisme.

Rien à signaler du côté des artères et des veines du cou.

Peu de troubles fonctionnels ; douleur passagère le long du sternum, s'irradiant parfois dans les bras jusqu'à l'extrémité des doigts ; cette douleur n'a jamais été intense, n'a jamais revêtu le caractère de l'angoisse.

Pas de modifications de la voix, ni dans sa force, ni dans son timbre. Toux légère.

Aux poumons, la percussion dénote une diminution de sonorité au sommet gauche en arrière.

A l'auscultation, on constate dans les deux fosses sus-épineuses des râles sous-crépitants en quantité notable.

A droite, dans la partie supérieure, rien d'anormal.

A gauche, à la base, on entend quelques frottements.

Jamais d'hémopthysie.

L'état général est bon.

L'appétit est conservé ; pas de troubles digestifs.

Pas de troubles du côté du système nerveux.

Parfois un peu de céphalalgie.

5 octobre. — Depuis hier le malade garde un repos absolu et boit très peu. — Traitement : Iodure de potassium, 2 gr. ; extrait thébaïque, 10 centig.

Pouls 80, plus petit.

7 oct. — Pas de bacilles dans les crachats.

15 oct. — Le malade n'a rien présenté de particulier pendant ces derniers jours. Condamné au repos absolu, il observait assez bien la prescription ; cependant, hier, il s'est levé dans la salle.

Ce matin, on constate qu'au niveau du point culminant de la tumeur, la peau, très amincie, a un aspect noirâtre ecchymotique. Ce changement est tout récent et n'existait pas hier. Le malade n'accuse pas de symptôme nouveau.

Séance d'électro-puncture. — On introduit 4 aiguilles à une profondeur de 16 millimètres. On fait passer le courant successivement par chacune des aiguilles, en le déplaçant toutes les 5 minutes. La séance entière dure une petite heure.

Le malade accuse une douleur très supportable et dont l'intensité n'est pas la même, suivant que le courant passe par l'une ou l'autre aiguille.

La douleur est plus forte au niveau de l'aiguille passant par le point culminant, à l'endroit où la peau est plus amincie.

Au moment où l'on retire les aiguilles, il s'écoule un peu de sang, il se forme même un véritable jet par l'un des petits orifices. On confectionne une large cuirasse avec de petits morceaux de toile et du collodion.

Au milieu de la nuit, le malade se trouve gêné pour respirer, il se plaint de coliques, sent que sa vessie est distendue, et il ne peut uriner. L'interne de garde pratique le cathétérisme. Tout malaise disparaît. Ce matin on a prescrit une potion avec 8 gr. de bromure de potassium.

16 oct. — Ce matin, le malade se trouve bien. On constate que la peau est chaude. Température axillaire: 38°,5. On prescrit toujours l'immobilité absolue et la position horizontale.

17 oct. — Hier soir le malade ne présentait rien de particulier.

A minuit la petite toux sèche des jours précédents a été remplacée par une toux plus fréquente et plus grasse, accompagnée de dyspnée, qui n'a fait que s'accroître.

A 5 heures du matin, une aggravation brusque est survenue : Le malade ne pouvait plus respirer; il a été obligé de s'asseoir sur son lit; il était pâle et cyanosé tout à la fois, faisant de grands efforts d'inspiration qui s'accompagnaient de gros râles trachéaux.

A 5 heures et demie, l'angoisse est moins grande, mais la dyspnée est toujours très forte. Le malade est pâle, couvert d'une sueur froide; le pouls, très petit, bat 160 fois par minute.

Les râles trachéaux persistent. L'expectoration est difficile, le malade évitant de faire de grands efforts ; malgré cela, il rejette des crachats assez abondants, grisâtres, franchement purulents, avec des stries de sang à la surface.

A 9 heures, le malade se trouve mieux. Persistance de la dyspnée et de l'expectoration purulente légèrement teintée de sang.

Pouls 130.

Température axillaire 38°.

Dans la journée la dyspnée a diminué progressivement.

Le soir à 6 heures, le malade se trouve beaucoup mieux : les crachats, plus rares, sont moins purulents, mais toujours striés de sang. Pouls 101.

Nuit assez bonne.

18 octobre. — Ce matin le malade se trouve de mieux en mieux, Quelques crachats hémoptoïques.

Pouls 100. T. axillaire 37°2.

19 octobre. — Pouls 88. L'amélioration continue. Le malade n'a plus de fièvre. L'expectoration est toujours purulente, mais les crachats ne sont plus colorés.

20 octobre. — Même état qu'hier. On augmente la dose d'extrait thébaïque 0,20 cent.

21 octobre. — Hier à 6 heures, on constatait une élévation de la température, à 8 heures il a eu un frisson.

Ce matin persistance de la fièvre. Crachats purulents, abondants, sans stries sanguines.

22 octobre. — Ce matin on enlève la cuirasse qui recouvre la tumeur. On constate que celle-ci a augmenté de volume.

De plus, la teinte ecchymotique que l'on apercevait sur le point culminant, s'étend aujourd'hui sur une surface bien plus grande.

A l'endroit où l'on avait enfoncé les aiguilles, il paraît y avoir une diminution légère des battements. Au contraire, au niveau de la petite tumeur, située à la partie supérieure de la dilatation principale, les battements sont beaucoup plus forts, la peau est plus amincie.

Ce matin on introduit dans la tumeur, quinze crins de Florence, ayant une longueur moyenne de 30 centimètres.

Le procédé est très simple : chaque crin préalablement trempé dans l'huile phéniquée est introduit dans une fine canule de Pravaz, ordinaire. On enfonce la canule dans la tumeur, et on fait glisser le crin. Dès qu'une petite longueur du crin est engagée, on retire la canule de Pravaz et on continue à faire glisser le crin à travers la peau. Une des ponctions qui avait porté sur un point où a lieu l'électro-puncture, permet de sentir une résistance plus grande ; l'aiguille n'est pas libre dans une cavité ; l'introduction du crin est impossible ; il paraît s'être fait un caillot en ce point.

23 octobre. — Hier soir et ce matin, la température est élevée.

Le malade n'accuse pas de nouveau symptôme.

Il tousse toujours, les crachats ont le même aspect.

A la base du poumon gauche, on constate de la matité et une diminution des vibrations thoraciques.

24 octobre. — Nuit mauvaise : agitation, toux fréquente, oppression, expectoration abondante et purulente.

25 octobre. — Dans le but de favoriser la coagulation du sang, on administra 5 gr. de furfurol ; les expériences sur les chiens ayant montré au prof. Lépine que ce médicament donnait au sang une très grande plasticité.

26 octobre. — Le malade n'a pu avaler le furfurol.

Ce matin, oppression très grande, anxiété, râles trachéaux, (morphine).

Asphyxie croissante. Cyanose. Transpiration froide et abondante.

A 6 h. 1/2, décès.

Autopsie. — L'examen montre un affaissement considérable de la poche qui a conservé une mollesse assez accusée.

En faisant une section sur la ligne médiane et en décollant un peu la peau du côté de la tumeur, on arrive, avec le doigt, à la pénétrer facilement. Continuant ainsi le décollement, on constate une infiltration sanguine diffuse sous le muscle pectoral droit ; cette infiltration se continue directement avec la poche plus profondément. Il n'existe donc pas, à vrai parler, en avant de sac anévrysmal.

La portion de l'anévrysme contenue dans le thorax a le volume d'une orange. Elle est remplie de caillots mous. Nulle part on ne trouve trace de stratification.

On retrouve les crins de Florence dans la portion extra-thoracique de l'anévrysme ; ils sont contenus au milieu de caillots mous, noirâtres ; les portions de ces caillots qui environnent immédiatement chaque crin ne parait pas avoir une consistance plus grande que le reste du caillot.

La poche anévrysmale communique avec la partie la plus élevée de la crosse, immédiatement à droite du tronc bronchio-céphalique. L'orifice de communication est régulier, ayant de 3 à 4 centimètres de diamètre.

L'origine du tronc bronchio-céphalique ne présente rien d'anormal.

Au niveau de l'orifice de la poche l'aorte est elle-même fort dilatée ; la circonférence en est de 13 centimètres, tandis qu'au-dessous de la bronche gauche, la circonférence est à peine de 6 centimètres. En dessous de l'orifice de la poche la dilatation de l'aorte persiste tout en étant moindre.

Sucrustation athéromateuse très accusée de toute cette portion de l'aorte.

Les sigmoïdes aortiques sont tout-à-fait saines ; la dilatation considérable des vaisseaux fait cependant qu'elles n'arrivent sur le cadavre, qu'à boucher à peine d'une façon complète l'orifice.

Cœur gros, hypertrophié, un peu dilaté, poids : 470 gr.

Au centre de la poche se trouve un cartilage costal droit, détaché du sternum ; il se trouve à 5 centimètres en arrière de la portion de la tumeur extérieure qui bombait le plus ; à 6 centimètres en avant de la portion la plus reculée qui communique avec l'aorte : la poche anévrysmale avait donc 11 centimètres de diamètre antéro-postérieur.

En poursuivant l'aorte au-delà de la crosse on constate qu'elle n'est plus dilatée à ce niveau, et que les plaques d'incrustation athéromateuse ont disparu.

Le poumon gauche est notablement altéré ; il présente à la fois de l'atélectasie et une broncho-pneumonie qui le rend en certaines portions, friable.

Il semble que cette altération est due à ce qu'au niveau de la

bronche gauche, il existe une compression d'avant en arrière,
produite non pas par la tumeur anévrysmale de l'aorte, mais par la
dilatation énorme de ce vaisseau, que nous avons signalée plus haut.

Poumon droit un peu enphysémateux, d'ailleurs sain.

Rien à noter du côté des autres organes. Foie gras, pesant 2650

OBSERVATION XIII. — W. H. WHITE, H. PEARCE GOULD. (1)

Le malade, homme vigoureux de quarante-huit ans, a remarqué
le développement d'une tumeur à la partie antérieure de la cage
thoracique, à droite de la ligne médiane, cinq mois avant son
entrée dans le service du docteur White. Depuis deux mois, toux
et dyspnée provoquées par un effort un peu soutenu.

Au moment de son entrée à l'hôpital, le 20 novembre 1886, on
constate la présence d'une tumeur proéminente, occupant la place
du sein droit, s'étendant de la seconde à la cinquième côte, et du
bord du sternum à l'aisselle.

Elle est le siège de battements, d'une expansion très marquée,
et à son niveau on perçoit un souffle rude, systolique.

Dans toute la portion antérieure du côté droit de la cage thoracique, et en arrière dans la partie située au-dessous de l'angle de
l'omoplate du même côté, on constate une diminution de sonorité
très nette à la percussion qui s'accompagne d'une grande faiblesse
de murmure vésiculaire.

Le malade dut garder le lit, fut soumis à un régime diététique
sévère, et dut prendre trois fois par jour cinquante centigrammes
d'iodure de potassium.

Ce traitement fut continué jusqu'à la seconde semaine de janvier 1887. A ce moment, on notait une grande agitation du malade,
en même temps que la tumeur augmentait rapidement de volume,
et devenait de plus en plus proéminente.

On décida alors d'avoir recours à la méthode de Moore, et le
11 janvier, M. Pearce Gould introduisit trente-deux pieds de fil de
fer dans l'intérieur de l'anévrysme, à l'aide d'une canule de Sou-
they, plantée dans le troisième espace intercostal.

(1) *The Lancet*, 16 avril 1887, p. 726.

Une grande quantité de sang fut perdue pendant l'opération, mais l'hémorrhagie fut arrêtée par un tampon de lint.

La tumeur devint plus dure, les battements plus énergiques, et d'une des piqûres (on en avait pratiqué deux), continua à s'écouler pendant les jours suivants du sérum rougeâtre, en quantités considérables. En conséquence, on établit avec le tampon de lint une compression plus forte, le 17 janvier.

Le lendemain, on observait un gonflement considérable du tissu sous-cutané au dessus de l'anévrysme, et le 19, la peau fut trouvée gangrenée, et le malade succomba au bout de quelques heures.

A l'autopsie, on trouva à l'origine de la crosse aortique une dilatation du volume d'une forte orange; et à la partie supérieure de cette dilatation un anévrysme sacciforme du volume d'une noix de coco.

La portion intra-thoracique de la tumeur constituait un sac anévrysmal véritable, mais la portion qui avait fait saillie au dehors était dépourvue d'un véritable sac, et n'était limitée que par des muscles infiltrés de caillots.

Le fil de fer était au milieu d'une masse de caillots mous, fibrineux, très denses, qui remplissaient presque le sac, mais sans lui adhérer.

Les auteurs pensent que le résultat fatal est dû, pour une bonne part, à l'absence d'un sac distinct à la partie antérieure de l'anévrysme et aux effets produits par la compression des tissus, entre la masse presque solide formée dans l'anévrysme d'une part, et le pansement très compressif lui-même, que l'on avait appliqué pour s'opposer à l'issue du sérum.

OBSERVATION XIV

(Personnelle.)

M... Gabriel, âgé de 40 ans, comptable, entre le 21 avril 1887, dans le service du professeur Lépine, salle Ste Elisabeth, n° 31.

Le père du malade a succombé à une affection cardiaque. — Sa mère est encore vivante et bien portante.

Le malade a joui d'une excellente santé jusque il y a 14 mois environ. On ne trouve à signaler dans son histoire que la fièvre typhoïde à l'âge de 10 ans. — Jamais il n'a eu de rhumatisme ; il n'est pas syphilitique. — Pas d'excès alcooliques. — Il fume seulement beaucoup, et a continué à fumer jusqu'à ces derniers temps.

L'affection qui l'amène à l'hôpital a débuté en février 1886, par des douleurs, à caractère névralgique, qui après s'être montrées pendant quelques jours dans la région postérieure du cou et dans les deux épaules, se localisèrent rapidement dans le bras droit, où elles atteignirent un degré d'acuité considérable. — Vers la même époque, il s'apercevait de la présence d'une tumeur à pic faisant une saillie à peine appréciable, du volume d'une noisette, tumeur siégeant au dessous de la clavicule droite, entre la clavicule et la première côte, au voisinage du sternum. Cette tumeur n'était pas douloureuse et n'attira pas autrement l'attention du malade.

Les douleurs très vives du début, dans le bras droit, se sont peu à peu amendées ; de continues qu'elles étaient, elles sont devenues séparées par des intervalles plus considérables, et avaient à peu près disparu, quand, il y a un mois et demi, elles ont fait leur réapparition : actuellement c'est une sensation de pesanteur qui domine au repos se changeant en poussées lancinante, quand le malade veut exécuter un mouvement avec son bras.

Le bras droit a un peu diminué de volume, et a une force sensiblement moins grande que le bras gauche.

Depuis le début de l'affection, la tumeur n'a cessé de s'accroître. Cette accroissement d'abord très lent, si bien qu'il y a un mois et demi, elle n'avait que le volume d'une noix, s'est prononcé beaucoup depuis cette époque.

En même temps s'est établie une oppression assez considérable ; depuis un mois, enrouement et raucité de la voix, toux laryngée sèche, parfois un peu quinteuse.

Jamais il n'a éprouvé ni vertiges, ni troubles céphaliques

Au moment de l'examen, le malade présente au-dessous de la clavicule droite, vers son extrémité sternale, une tumeur, du volume d'une mandarine, de forme ovalaire, à grand axe parallèle à la clavicule, mesurant 8 cent. de longueur, sur 5 cent. de large.

Cette tumeur résistante présente des battements, et lorsqu'on la saisit à pleine main, on perçoit une sensation d'expansion très nette. Les battements sont synchrones avec le systole cardiaque.

La pointe du cœur bat dans le 5ᵉ espace intercostal, un peu en dedans de la ligne mamelonnaire. — Pas de bruit anormal à la pointe.

A la base, au foyer des bruits aortiques on entend un bruit de souffle systolique. Ce bruit de souffle, on le perçoit, mais non d'une façon constante, au niveau de la tumeur.

Pas de différence entre les pouls carotidien et radial des deux côtés du corps

Pas de signe de compression, ni de gonflement des veines du cou.

Pas de différence entre les deux pupilles.

L'état général est assez satisfaisant. — L'appétit est un peu diminué, il n'y a pas de dysphagie.

Rien de particulier à noter du côté des poumons, du foie, de l'abdomen.

Pas d'albumine dans les urines.

Du 21 avril au 30 avril, le malade fut soumis au régime de Tûfnell, uni à l'emploi de 1 gr. d'iodure de potassium, sans qu'on eût remarqué la moindre amélioration dans son état.

30 avril. — Ce matin, après avoir fait avec un bistouri une légère incision à la peau recouvrant le point le plus saillant de la tumeur, on introduit dans celle-ci un ressort de montre dont l'extrémité avait été au préalable appointé. Ce ressort avait une longueur de 25 cent. sur une largeur de 2 millimètres 1/2 environ. L'introduction fut facile ; elle ne s'accompagna d'aucune hémorrhagie ; tout au plus deux ou trois gouttes d'un sang noirâtre s'écoulèrent. — Le malade n'éprouva pendant l'opération aucune sensation douloureuse digne d'être notée.

1ᵉʳ mai. — Dans la journée d'hier, le malade a souffert du bras droit. — Il a gardé pendant toute la journée une diète absolue.

Ce matin, la tumeur s'est affaissée ; les battements sont très diminués ; la poche qui était facilement dépressible ne peut être déprimée.

Au niveau de la petite plaie cutanée, il y a un suintement assez abondant de sérum légèrement coloré.

4

3 mai. — Pas de modification du côté de la tumeur elle-même. L'exsudation du sérum est très abondante, et tache les linges de pansement.

5 mai. — Depuis l'opération des battements ont encore subi une atténuation notable. — Depuis hier, l'écoulement séreux a une teinte plus rouge ; il est très abondant. — Les douleurs qui n'ont pas cessé depuis l'opération, dans l'épaule droite, sont devenues plus vives depuis ce matin.

6 mai. — Teinte louche de l'écoulement : on l'examine au microscope, et l'on constate la présence d'un grand nombre de leucocytes. La peau au pourtour de la petite plaie est un peu décollée On continue l'emploi d'un pansement iodoformé.

8 mai. — Le décollement a fait des progrès considérables ; on ouvre le petit abcès en pratiquant une incision en croix. Pansement antiseptique.

10 mai. — A la suite de la petite intervention d'hier, les douleurs que le malade ressentait depuis quelques jours ont disparu.

La plaie a très bon aspect. Elle bourgeonne vigoureusement. Depuis une huitaine de jours, pas de modifications appréciables dans le volume et les battements de l'anévrysme.

22 mai. — La plaie a très bon aspect. Tous les bords en sont accolés. Néanmoins, en comprimant un peu la tumeur, on fait sourdre une certaine quantité de pus rougeâtre du milieu des bourgeons charnus. Une exploration prudente avec un stylet permet d'arriver sur une portion osseuse dénudée qui paraît évidemment être la cause de la suppuration persistante. On introduit dans le petit trajet un crayon iodoformé.

24 mai — La tumeur anévrysmale depuis 48 heures paraît notablement augmentée de volume ; les battements sont plus énergiques. L'augmentation a surtout porté du côté externe. En présence de ces symptômes on reconnaît l'indication d'une nouvelle introduction de ressort de montre dans la poche.

26 mai. — Ce matin, la tumeur est encore augmentée : la saillie n'est pas considérable ; l'extension porte surtout sur la périphérie, principalement en haut et en dehors.

Après une petite incision à la peau, à la portion externe de la tumeur, on essaie l'introduction du ressort de montre. Le ressort, mal aiguisé, ne permettant pas cette introduction, on n'insiste pas.

Dans l'après-midi, vers 2 heures 1/2, on appelle en toute hâte le chirurgien de garde ; il s'est produit brusquement une hémorrhagie abondante, que l'on peut évaluer à 4 ou 500 gr. La présence du pansement n'a pas permis de se rendre compte exactement de l'endroit qui saignait.

En enlevant le pansement, on constate que l'hémorrhagie s'est arrêtée spontanément. un peu de sang noir suinte seulement de l'orifice du trajet fistuleux. On fait un pansement avec une grande quantité de poudre d'iodoforme, et une masse de coton salicylé légèrement compensive. 4 h. 1/2 devant cette hémorrhagie, on hâte l'introduction du ressort de montre en se servant de l'ouverture faite le matin, on introduit environ 20 centimètres de ressort, sans que cette introduction soit douloureuse pour le malade. On s'arrête quand on sent une certaine résistance, et un contact qui semble être celui du ressort précédemment introduit.

Se portant à la partie interne, on essaie l'introduction d'un autre ressort, à peu près à 3 centimètres du bord sternal, mais le ressort est presque aussitôt arrêté par la présence d'une côte. A ce moment, le malade éprouve une sensation de déchirement, il fait un mouvement un peu brusque, et il s'échappe de la plaie au niveau de la fistule un jet de sang saccadé du calibre du petit doigt. On applique sur la plaie un tampon ouaté et on fait immédiatement un pansement avec des tampons de coton salicylé, imbibés de perchlorure de fer, de façon à constituer une véritable cuirasse.

Pendant ce temps, l'hémorrhagie continue, mais peu à peu semble s'arrêter. Le malade pâlit ; son pouls devient presque insensible. Une sueur froide perle sur son front.

Il semble, toutefois, qu'à part un très léger suintement, l'hémorrhagie soit arrêtée. La quantité de sang perdu, impossible à apprécier, a imbibé complètement le pansement. Elle ne semble pas avoir été inférieure à 800 à 1,000 grammes.

On administre immédiatement une potion avec 1 gr. de digitale. Le malade a des symptômes d'anémie cérébrale ; il délire un peu, voit trouble, a des vertiges. — Vessie de glace sur le pansement.

27 mai. — Le malade est à peu près dans le même état. Pouls à peine perceptible. Le sang a continué à suinter. En essayant, en effet, d'enlever les tampons de coton à la périphérie du pansément, on constate qu'ils sont imbibés d'un sang encore liquide et tiède.

On continue la glace à l'intérieur. Un peu de vin, repos absolu. On ne touche pas au pansement.

28 mai. — Pouls très rapide 160. = Peau chaude.

29 mai. — L'urine renferme un anneau verdâtre très considérable.

Elle est légèrement albumineuse.

30 mai. — On défait le pansement : Les battements sont beaucoup moins accusés à la portion externe. Au niveau de la plaie et du petit orifice fistuleux, il existe un caillot qui bat d'une façon très nette. A ce niveau on applique un petit tampon de perchlorure de fer ; bloc de ouate salicylé au-dessus. L'état général est toujours le même. Le pouls est toujours rapide, mais un peu plus fort.

31 mai. — Aujourd'hui on note un suintement de 2 à 3 cuillerées de liquide sanguinolent au niveau du dernier ressort introduit. Il s'écoule une notable quantité de pus par la plaie.

1er juin. — L'hémorrhagie nouvelle hier dans l'après-midi (un litre de sang).

2 juin — Avec de fines aiguilles à acupuncture, comme conducteur on introduit un petit ressort de montre à la partie interne. Les aiguilles plantées ne sont pas animées de mouvements, ce qui, avec la sensation de mollesse que l'on perçoit en les secouant, semble indiquer que l'on se trouve au milieu de caillots mous. Le ressort est bientôt arrêté. On n'en a guère introduit que huit centimètres. Puis, on injecte au milieu du cratère rempli de caillots et dans le trajet creusé par les deux ressorts, environ un gramme dans chaque, de liqueur iodotannique, en se servant de la seringue à double canule de Valette.

3 juin. — Ce matin, le malade se trouve assez bien. Nouvelle injection d'une seringue 1/2 au milieu du cratère, de liquide iodotannique.

On enlève facilement le petit ressort introduit la veille.

Injection d'une demi-seringue dans le trajet du second ressort.

Pendant l'opération le malade n'accuse aucune sensation anormale. Seulement, en faisant pénétrer la canule tant dans la plaie que dans le trajet du ressort, on éprouve une sensation de résistance beaucoup plus considérable qu'hier, semblant indiquer une solidification des caillots.

4 juin. — Nouvelles injections au niveau de la plaie (2 seringues) et du trajet de premier ressort. En enfilant le trocart, on constate une solidification très marquée des caillots.

5 juin. — Le malade est très affaibli ce matin. Il répond à peine, teint plombé, légèrement cyanique.

6 juin. — Le malade s'est éteint doucement à 1 heure 1,2 de l'après-midi.

Autopsie — L'examen extérieur fait tout d'abord constater un affaissement presque complet de la saillie considérable que formait pendant la vie dans la région costale supérieure, la tumeur anévrysmale.

Seul le point central, siège du petit abcès, est comblé par un caillot noirâtre, plus élevé que les parties environnantes

Une première section sur la ligne médiane permet de constater la présence d'une faible quantité de pus à la partie interne de la tuméfaction ; ce pus peut-être évalué tout au plus au contenu d'une cuiller à bouche.

En décollant ensuite les téguments de la cage thoracique, on arrive, dans la partie supérieure droite, sur une masse de caillots assez consistants, d'une rougeur brique accusée.

Après avoir procédé à la section des côtes, et constaté le décollement du second cartilage chondro-costal, et l'usure considérable de la seconde côte elle-même, dont une bonne portion est dénudée, on enlève le plastron thoracique antérieur.

L'opération est assez malaisée, à cause des adhérences du reste assez lâches des caillots, offrant les caractères sus-indiqués, avec la partie postérieure de ce plastron.

On arrive alors sur une tumeur, que l'on peut comparer, pour la grosseur à une tête de fœtus à terme, n'ayant pas de parois véritables, composée à la surperficie de caillots peu résistants, se moulant sur la moitié supérieure droite de la cage thoracique, qu'elle remplit complètement en haut et en avant.

Partant alors du cœur, après avoir détaché le poumon gauche, on enlève, en la décollant, cette tumeur, adhérente à l'aorte, non sans laisser une bonne partie des caillots adhérents à la cage thoracique.

Une fois enlevée, on fait une section comprenant toute l'épaisseur de la tumeur :

On constate alors qu'elle est composée de deux parties, la seconde étant excentrique par rapport à la première.

La première partie constituée par le sac anévrysmal lui-même a une forme ovoïde, à grand axe vertical, par rapport à la station droite. Le grand axe a 10 centimètres de hauteur. Le petit a une épaisseur de 8 centimètres environ.

Les parois du sac partout continues sont constituées par une paroi lisse intérieurement, sur laquelle se moulent surtout en avant et en bas, de beaux caillots d'un jaune clair, de la consistance d'une gélatine un peu épaisse, à stratification très nette. A la partie inférieure où elle est le plus épaisse, cette couche fibrineuse a 4 centimètres environ d'épaisseur.

Le centre de la poche est remplie par des caillots cruoriques mous. En haut et en avant, la couche fibrineuse est très amincie. C'est certainement à ce niveau que se sont produites, à plusieurs reprises des ruptures, comblées depuis, et qui ont occasionné les hémorrhagies signalées dans l'histoire du malade.

La communication avec l'aorte se fait par un orifice elliptique, siégeant sur le bord antérieur de l'aorte, au niveau de la partie antérieure de la crosse, dans la portion comprise entre l'insertion péricardique et le tronc brachio-céphalique qui émerge à un centimètre environ au-dessus de la communication avec le sac. Les dimensions de cet orifice sont considérables, le grand axe a un peu plus de cinq centimètres, le petit à peu près trois. Dans cet orifice et se continuant dans l'aorte, on trouve des caillots cruoriques *post mortem*.

L'aorte elle-même, au-dessus de l'anévrysme est remarquablement saine, on n'y trouve ni plaques calcaires, ni dépôts athéromateux, ni plaques gélatineuses.

Dans la portion inférieure, elle est malade : elle a un aspect dépoli, comme chagriné, et on y voit des traces manifestes d'athérome accusé. Pas d'insuffisance aortique.

Tout autour du sac anévrysmal proprement dit, on rencontre la seconde partie qui avec la première constituait la tumeur totale. Elle est formée par des caillots qui probablement, au moment des ruptures du sac, se sont constitués, en s'infiltrant tout autour de la poche, se moulant sur les organes, et surtout sur la cage thoracique, ce qui rend parfaitement compte, d'une part de leur manque de limitation nette, et d'autre part de la tuméfaction considérable, qui avait suivi dans la partie thoracique antérieure, la première hémorrhagie.

Ces caillots ont en effet leur maximum d'épaisseur (plus de cinq centimètres) au niveau, où l'anévrysme faisait saillie à l'extérieur. A cet endroit, où ont été pratiquées les injections iodo-tanniques, on trouve des caillots plus consistants, plus durs s'effriant sous le doigt, d'une coloration brunâtre. L'examen montre également que c'est à ce niveau, où se sont produites les hémorrhagies, que correspondent les portions de la poche anévrysmale elle-même que nous avons signalées tout à l'heure comme ayant été le siège des ruptures hémorrhagiques.

Les caillots périphériques, par rapport au sac anévrysmal, se sont développés en avant et en haut, remplissant le cul-de-sac thoracique supérieur où ils se trouvaient en rapport avec les nerfs du plexus brachial, ce qui explique les douleurs ressenties dans le bras par le malade.

En arrière ces caillots n'existaient pas, la poche se trouvant directement en rapport avec le poumon refoulé, avec lequel elle avait contracté des adhérences, du reste assez lâches.

Toute la poche s'était développée en avant si bien qu'il n'y avait pas trace de compression des bronches.

La plus grande partie du ressort (long de 35 cent.) qui avait été introduit en premier lieu se trouvait accolée aux caillots fibrineux entre ceux-ci et l'orifice du sac dont elle était séparée par des caillots rouges mous.

Quant au ressort introduit postérieurement il était tout entier dans les caillots antérieurs à la poche. L'un et l'autre était brisés en plusieurs morceaux et notablement oxydés.

Ces ressorts, ayant été introduits par leur extrémité périphérique, traversaient les parties où ils se trouvaient de part en part en décrivant une courbe dont le rayon était très considérable ; et n'avaient pas repris leur forme discoïde primitive.

OBSERVATION XV

(*Personnelle.*)

J... Henri, serrurier, entre le 25 juin 1887 dans le service du professeur Lépine.

Pas d'antécédents pathologiques héréditaires.

Marié. — 5 enfants bien portants.

A toujours joui d'une excellente santé jusqu'à ces derniers mois. — Aurait eu la syphilis au service (Chancre et accidents secondaires du côté de la gorge).

Quelques excès alcooliques. Jamais de rhumatisme. Pas d'impaludisme. — Une attaque légère de choléra en 1884.

Depuis trois ou quatre ans, le malade se plaint de douleurs dans l'épaule droite, douleurs revêtant le caractère névralgique, et s'irradiant parfois dans tout le bras.

Jamais, assure-t-il, il n'a eu de palpitations. — Jamais de douleur ou d'angoisse précordiale, de vertige. Le malade qui tousse un peu tous les hivers, s'est trouvé beaucoup plus oppressé cette année. — Depuis huit mois, toux presque continuelle, s'accompagnant d'une expectoration abondante de crachats purulents. — Un peu d'amaigrissement. Conservation parfaite de l'appétit. — Jamais d'hémoptysie. Jamais de fièvre.

Il y a 3 mois, sur le conseil d'une parente, il se mit sur le devant de la poitrine un large emplâtre d'une toile souveraine ; quand deux mois après, il l'enleva, il remarqua qu'une petite tumeur, ayant alors à peu près le volume d'une petite amande. siégeait au-devant de la région chondro-costale droite, au niveau de la 3ᵉ côte, tumeur animée de battements, absolument indolore, et qui augmenta rapidement de volume au point d'acquérir la dimension qu'elle offre quand le malade entre dans le service. — Depuis un mois, il a pris sans résultat de l'iodure de potassium.

Au moment de l'entrée. le malade paraît un homme encore vigoureux, mais un peu amaigri ; figure colorée. yeux brillants et animés.

Sur la paroi antérieure du thorax, à droite du sternum, s'étendant sur une hauteur de 9 cent. du 3ᵉ au 5ᵉ espace intercostal, ayant une largeur égale de 9 cent., on constate la présence d'une tumeur, faisant un relief régulièrement arrondi, saillante de 4 cent. environ, de consistance assez ferme, animée de battements isochrones aux battements cardiaques, et devenant à chaque systole le siège d'une expansion manifeste. — Au moment de la diastole, on peut percevoir nettement une sensation de fluctuation — Les battements sont plus marqués dans la zone inférieure et interne.

Elle est absolument indolente et l'exploration n'est aucunement pénible au malade. Pas de modification de la coloration des téguments à son niveau.

Du côté du cœur, la pointe légèrement abaissée bat dans le 5ᵉ espace, sur la ligne mamelonnaire. — A l'auscultation, on constate la présence à la pointe d'un 2ᵉ bruit dédoublé, qui a parfois un timbre soufflant très net. Le dédoublement du deuxième bruit, on le retrouve dans toute la région cardiaque. Il est également très marqué sur la tumeur, au niveau de laquelle, on ne perçoit pas de souffle surajouté. — L'impulsion cardiaque est forte et les battements sont très réguliers.

Les deux pouls radiaux sont parfaitement égaux. Ils n'ont pas de caractère bondissant.

Du côté des poumons, à la percussion on constate, dans la fosse sus-épineuse droite, une matité très nette en arrière avec une exagération marquée des vibrations thoraciques. - A l'auscultation, malgré l'abondance de l'expectoration purulente, on ne constate pas de bruit morbide bien net ; ce qui domine en avant et en arrière, des deux côtés, c'est une très grande obscurité respiratoire.

Bon appétit. Bonnes digestions.

Rien à noter du côté de l'abdomen, ni du foie.

Jamais d'œdème des membres inférieurs.

Pas de raucité de la voix. — Pas de différence dans les 2 pupilles qui ont leur dimension normale. Urine colorée, un peu trouble, ne contenant pas trace d'albumine.

Diagnostic : anévrysme sacciforme de la portion ascendante de l'aorte. — Traitement : Diète restreinte, repos au lit, deux grammes d'iodure de sodium.

28 *juin*. — La tumeur paraît augmenter et pointer à la partie inféro-interne ; on double la dose d'iodure.

30 *juin*. — Le malade crache moins depuis son entrée à l'hôpital.

3 *juillet*. — Dimension de la tumeur : 11 cent. de diamètre. 5 cent. 1/2 de saillie.

Élancements au niveau de la tumeur.

Ce matin, dans l'intention d'introduire un ressort à travers une canule plate construite à cet effet, on commence par explorer l'anévrysme à l'aide d'aiguilles à acupuncture de 6 cent. de longueur. On les introduit d'abord au centre de la tumeur, puis dans 2 points, interne et inférieur, là où les battements plus énergiques semblaient indiquer une moindre épaisseur des parois de la poche.

On n'a pas la sensation d'être arrivé dans une cavité où la pointe des aiguilles soit libre. Néanmoins, les oscillations communiquées aux aiguilles ont une énergie qui semble bien prouver qu'on doit se trouver en rapport avec le sac.

La canule étant trop petite, on renvoie à un jour ultérieur l'introduction du ressort, à l'aide d'un instrument plus approprié — Augmentation de l'iodure : six grammes par jour.

6 *juillet*. — On recommence l'exploration à l'aide des aiguilles dont on s'est déjà servi, et en passant à travers la plaie non encore complètement cicatrisée, où on avait enfoncé le premier trocart. Une fois renseigné sur la direction à donner à la canule, on agrandit avec une lancette la petite incision qui existait déjà à la partie inféro-interne de la tumeur, là où les battements étaient le plus énergique.

Puis on introduit la canule : elle est aplatie, mesurant à peu près trois millimètres de largeur et un millimètre d'épaisseur ; son calibre a été calculé de manière à laisser passer exactement le ressort de montre, qui lui-même a environ deux millimètres et demi de largeur. Cette canule contient un trocart plat approprié à sa forme ; elle a 9 centimètres de longueur utilisable.

Son introduction est très facile ; lorsqu'on l'a enfoncé à sept centimètres de profondeur, on a la sensation très-nette que son extrémité est libre dans une cavité. Pourtant en retirant le trocart, il ne s'écoule qu'un peu de sang en bavant.

On essaie alors l'introduction de ressort, en commençant par la périphérie ; dès qu'il a dépassé la longueur de la canule, le sang sort en petits jets systoliques, qui montrent bien qu'on se trouve dans l'intérieur du sac. Mais à peine a-t-on introduit quelques centimètres qu'on est arrêté.

On retire le ressort et on recommence l'introduction par la partie centrale : cette fois tout marche à merveille, et ce ressort disparaît tout entier en quelques secondes ; on essaie de repousser son extrémité externe dans l'intérieur du sac en poussant un mandrin dans la canule ; ne pouvant y parvenir, on retire cette dernière et on repousse avec la main le ressort, qui, grâce à l'élasticité des parties introduites, disparaît complètement quand on l'a repoussé jusqu'à fleur de peau.

L'introduction a été très peu douloureuse. Il s'est échappé par la canule une cinquantaine de grammes de sang à peine. La petite hémorrhagie s'arrête spontanément quand on a enlevé la canule.

Le malade devra manger peu aujourd'hui, garder un repos absolu ; on continue l'emploi de l'iodure. — On donne 10 grammes de furfurol en lavement, dans le but de favoriser la coagulation du sang.

8 juillet. — Le malade ne souffre pas ; il tousse toujours beaucoup, si bien qu'à chaque effort, il suinte malgré le pansement collodionné, quelques gouttes d'un sérum sanguinolent. Cet écoulement est presque insignifiant.

La tumeur paraît affaissée sensiblement du côté interne. Ses battements ont beaucoup diminué d'intensité à ce niveau. —

Leur maximum se trouve maintenant porté du côté externe, qui aurait plutôt une tendance à s'avancer du côté de l'aisselle.

On continue le même régime ainsi que les lavements de furfurol.

10 juillet. — Pas de changements ; les battements sont décidément très atténués au niveau du point où on a introduit le ressort.

11 juillet. — Ce matin le malade s'était levé pour aller à la chaise, quand, tout-à-coup, il s'affaissa sans perdre complètement connaissance. Quand on le releva on constata qu'il ne bredouillait plus que d'une façon inintelligible et qu'il avait tout le côté droit paralysé ; paralysie faciale avec déviation de la face, légère dilatation de la pupille droite. Deux heures après l'accident, il commença à pouvoir dire quelques mots et à remuer un peu les membres qui avaient été atteints.

Le soir, à la contre-visite, on constate la disparition complète de tous les accidents paralytiques ; le malade a complètement recouvré l'usage de la parole.

On a supprimé hier le lavement de furfurol.

11 juillet. — La tumeur se développe d'une façon moins forte du côté de l'aisselle. On note toujours un peu d'écoulement de sérum sanguinolent. – Le malade se plaint d'élancements au niveau de la tumeur.

11 juillet. . . Depuis hier les progrès de la tumeur sont très marqués, toujours à la partie externe et supérieure ; la portion interne conservant toujours l'affaissement et la diminution des battements constatés depuis l'opération.

Dimension : De haut en bas, 13 centimètres. De gauche à droite, 12 centimètres.

Un peu d'engourdissement dans le bras droit

15 juillet. — Devant l'extension que prend de jour en jour la tumeur du côté externe, on décide l'introduction d'un nouveau ressort.

Comme pour la première fois, on débute par une exploration avec une aiguille à acupuncture. Il semble qu'on doive l'enfoncer à une moindre profondeur pour avoir la sensation, que la pointe est libre dans une cavité.

On plante la canule et on introduit avec une facilité remarquable un nouveau ressort de montre. Pas de douleurs.

L'hémorrhagie est presque nulle, l'opération n'ayant duré que quelques secondes.

CHAPITRE III

De la valeur de la méthode de Moore

La première question que nous devons discuter est celle-ci :

Théoriquement, la méthode de Moore est-elle susceptible de produire le résultat cherché ou autrement dit : ce que nous savons des conditions physiologiques de la circulation d'une part, et de la coagulation du sang d'autre part, nous permettent-elles d'espérer que la présence d'un corps étranger sera susceptible de faciliter au centre de l'anévrysme ce travail de solidification qui est le but poursuivi par la méthode ?

La réponse par l'affirmative n'est pas douteuse, et nous nous garderons bien d'insister sur ce point : les recherches de Velpeau sont là pour nous édifier complètement et nous savons qu'en traversant par des aiguilles l'artère fémorale d'un chien, il avait obtenu en moins de 4 heures l'oblitération complète du vaisseau. Si l'illustre chirurgien obtenait ce résultat dans un point où la circulation est aussi active, il est permis d'en déduire que dans un sac anévrysmal, où le sang est animé d'un mouvement évidemment moins rapide, où les conditions favorisant le dépôt de la fibrine sont telles, que sans aucune intervention il s'en dépose des couches épaisses sur les parois du sac, le but visé sera plus facilement atteint.

Dujardin-Beaumetz avait posé la question à Baccelli au Congrès de Genève en lui demandant s'il croyait que dans un anévrysme de grandes dimensions le sang pût fournir assez de fibrine coagulable pour obtenir l'oblitération de la poche.

Il nous paraît évident que ce n'est pas du jour au lendemain qu'on peut espérer l'oblitération du sac anévrysmal. Ce que l'on cherche, c'est, comme l'indiquait fort bien Moore dans son mémoire, mettre au centre de l'anévrysme une sorte de substratum sur lequel la fibrine se fixera de la même manière qu'elle se fixe sur les parois du sac lui-même. Et de même que c'est à la longue que se produiront les couches stratifiées que l'on rencontre à la périphérie, c'est aussi à la longue que doivent se produire les caillots qui se déposeront sur le corps étranger qui est uniquement chargé de remplir en quelque sorte un rôle de squelette.

Si l'existence de ces conditions physiologiques explique la tentative de Moore, les résultats obtenus sont-ils suffisants pour le suivre dans la même voie et pour continuer l'emploi d'un mode de traitement qui, malheureusement, n'a compté jusqu'ici aucun succès définitif !

Pour juger d'une façon équitable une méthode thérapeutique, il faut évidemment considérer d'une part la gravité générale de l'affection, et d'autre part juger si les cas spéciaux auxquels elle a été appliquée n'offraient pas de par eux-mêmes une gravité particulière.

L'anévrysme aortique est, on peut le dire d'une façon

à peu près absolue, une affection qui, laissée à elle-même, condamne le malade qui en est affecté à une mort certaine à bref délai.

Jusqu'ici les moyens d'atténuer ce sombre pronostic n'ont donné que des résultats illusoires. Évidemment le repos complet, le régime de Tuffuell, associé à l'emploi de iodures, a paru parfois dresser une barrière contre l'envahissement incessant de la tumeur anévrysmale. Mais à peine le malade reprend-il ses occupations qu'on voit tous les symptômes s'aggraver de nouveau.

L'emploi de la galvano-puncture autorise-t-il des espérances mieux fondées ? Oui et non.

Oui, s'il s'agit d'une amélioration passagère ; les chiffres donnés par Ciniselli, par Robin dans sa thèse, par Petit dans son article du *Dictionnaire encyclopédique*, le haut patronage de Dujardin-Beaumetz, de Constantin Paul, démontrent péremptoirement que l'emploi du courant électrique a rendu dans certains cas de signalés services.

Mais de là à produire une consolidation solide de l'anévrysme, une oblitération complète du sac, il y a loin, et l'étude de toutes les statistiques nous montre que l'emploi de cette méthode, qui a contre elle l'inconvénient d'être parfois extrêmement douloureuse, n'a jamais complètement atteint le but cherché : jamais, que nous sachions, on n'a publié, avec pièces anatomiques à l'appui, la relation d'un cas où l'électro-puncture ait amené une guérison définitive.

Ce qui fait également le procès de la méthode, c'est le silence relatif qui s'est fait autour d'elle pendant ces derniers temps.

Sous l'influence de Ciniselli, elle avait donné lieu à un véritable engouement, et en quelques années on pouvait réunir dans une étude d'ensemble près de 150 observations.

Depuis cinq ou six ans, au contraire, en France au moins, bien que la lumière fût loin d'être faite sur les résultats qu'on pouvait attendre de la méthode, et qu'on ne pût pas considérer la question comme vidée, on chercherait vainement un travail d'ensemble, basé sur l'étude de nouveaux cas et apportant des conclusions définitives.

A l'étranger, le découragement est plus grand encore; les résultats obtenus ont été contestés. On a insisté sur la brièveté de l'amélioration, et nous voyons, par exemple, Poore qui, dans huit cas, a employé l'électro-puncture accuser huit insuccès complets, et cela alors que les premiers tâtonnements étant passés, on est fixé sur le mode opératoire qui donne les résultats les plus satisfaisants.

Devant de pareils résultats on est évidemment poussé à porter les investigations d'un autre côté, et ce qu'on peut tout d'abord espérer du médecin, c'est de ne pas mettre par ses essais la vie même du malade en danger. Là, comme partout ailleurs, il doit se conformer strictement à la loi absolue « *Primo non nocere.* »

La méthode de Moore fait-elle donc courir des risques immédiats au malade?

A cette question, la réponse nous paraît devoir être négative.

Quels sont théoriquement les dangers que pourrait occasionner l'emploi de la méthode?

Ce sont : 1° l'hémorrhagie par la canule pendant l'opération : Baccelli insiste beaucoup sur ce point dans sa communication au Congrès de Genève ; la pensée de cette complication faillit l'arrêter. Mais l'opération démontra que ses préoccupations n'étaient pas fondées et dans ses deux observations on ne note que l'écoulement de quelques gouttes de sang par la canule.

Il en est à peu près de même dans nos autres observations. L'opération de Murchison ne fut suivie que d'une perte de sang d'une demi-once, bien qu'elle eut duré une heure. Dans notre dernier cas, le seul où nous ayions employé la canule, la première introduction ne donna pas lieu à une hémorrhagie de plus d'une cinquantaine de grammes, la seconde n'occasionna que l'issue de quelques gouttes de sang.

Ce n'est que dans l'observation de White et de Pearce Gould qu'on voit notée une hémorrhagie abondante.

2° Il est un accident auquel on pouvait également penser : c'était la syncope ; dans tous les cas que nous avons réunis, on ne la trouve mentionnée qu'une fois, dans l'observation de Ransohoff : l'autopsie démontra qu'un morceau du fil métallique introduit avait passé à travers l'ouverture de communication existant entre le sac anévrysmal et l'aorte, et était venu buter contre l'une des valvules sigmoïdes. C'est à cet incident que l'orateur américain attribue la défaillance de son malade, défaillance qui n'avait du reste duré que quelques instants.

Un pareil accident a tenu évidemment dans ce cas à un mode opératoire défectueux qui rendait possible le passage du fil métallique dans l'aorte elle-même.

3° L'embolie qui semblait devoir être le danger le

plus à craindre, n'est noté nulle part dans les observations publiées jusqu'ici.

On ne l'a même pas rencontré dans le cas que nous venons de citer où un fil métallique avait passé dans l'aorte et ne provoqua aucun accident embolique pendant les 4 semaines que le malade survécut à l'opération.

Dans notre dernier cas, nous avons observé une hémiplégie temporaire droite, avec aphasie qui évidemment ne peut guère s'expliquer que par le détachement d'une parcelle de caillot qui est allé se loger dans une des branches de la sylvienne gauche.

Mais cet accident, dont les suites ont du reste disparu en quelques heures n'a pas eu lieu au moment de l'opération; à ce moment où le fait d'introduire au milieu de caillots préexistants un corps étranger pouvait évidemment faire craindre le morcellement et le détachement de parcelles fibrineuses qui, lancées dans le torrent circulatoire auraient provoqué des phénomènes emboliques redoutables, on n'a rien observé de semblable.

C'est quatre jours après, le malade s'étant levé, que s'est produit l'accident que nous sommes, nous semble-t-il, autorisés à considérer comme indépendant de l'acte opératoire antérieur.

4° L'action du corps étranger sur le sac au moment de sa pénétration n'est-elle pas susceptible de provoquer l'existence d'un *locus minoris resistentiæ*, qui, sinon immédiatement, du moins plus tard, favorisera la rupture de l'anévrysme.

Là encore nos observations donnent une réponse négative: dans aucun cas on n'a trouvé une rupture qu'on puisse attribuer à la présence des corps étrangers:

dans le cas de Saboïa, une des pointes d'un des ressorts introduit se trouvait bien au centre de la solution de continuité; mais il existait dans ce cas deux points où l'anévrysme s'était rompu, et la rupture la plus considérable s'était faite dans un point où aucun des corps étrangers introduits n'avait de connexion avec le sac anévrysmal.

5° Si nous avions écrit cette thèse il y a quelques années nous aurions eu enfin à discuter un dernier point; l'intervention opératoire n'est-elle pas susceptible de provoquer du côté du sac des phénomènes inflammatoires tels qu'ils en puissent amener la suppuration. Aujourd'hui que nous sommes mieux renseignés sur la nature de l'inflammation, nous savons fort bien que si nous opérons avec une rigoureuse antiseptie, rien de semblable ne sera à craindre.

Cette préoccupation était évidemment plus naturelle au moment où Moore appliquait pour la première fois sa méthode, et la question que lui faisait R. Barwell indique bien la part que l'on faisait alors aux phénomènes d'irritation.

Les manipulations nécessitées pour l'opération ne seraient-elles pour rien dans la production de la consolidation? — Question à laquelle du reste Holmes répondait par la négative.

Notons que l'opéré de Murchison, de l'aveu même de l'opérateur, avait succombé à des accidents pyohémiques reconnaissant l'opération pour cause.

Ce n'est évidemment, au moins aujourd'hui, plus un argument contre la méthode.

C'est à l'opérateur à se mettre, par des précautions minutieuses, à l'abri de pareil accident.

Cette discussion, peut-être un peu longue, nous a démontré que par elle-même l'opération de Moore, convenablement pratiquée, n'est pas dangereuse pour le malade. Nous nous réservons, du reste, d'insister dans le chapitre suivant sur ce que l'on doit entendre par « convenablement pratiquée. »

Reprenons l'étude de nos observations au point de vue de l'état antérieur des malades, et jugeons si les conditions dans lesquelles ils se trouvaient n'expliquent pas pour la majeure part l'issue funeste que l'intervention a été impuissante à conjurer.

Par un scrupule bien naturel, quand il s'agit d'essayer une nouvelle méthode, sur la valeur de laquelle on n'est pas complètement fixé, les auteurs ont appliqué le traitement de Moore à des malades dont l'état était à peu près désespéré.

Il suffit de se reporter à l'histoire de chacun pour voir que l'extension rapide de l'anévrysme, la tension de la poche, l'intensité des battements laissaient peu d'espoir. On verra également que dans presque tous les cas, l'opération a été suivie d'une amélioration passagère. Dans le second cas de Baccelli, l'amélioration avait été telle que Zawerthal se demande, si ce n'est pas à l'imprudence d'un étudiant qui posa brutalement son stéthoscope sur la tumeur, qu'il faut attribuer l'extension nouvelle de l'anévrysme. Et il conclut que, pour sa part, il est convaincu que sans ce malheureux accident, le malade aurait bénéficié d'une véritable guérison.

Dans ces conditions, on ne peut vraiment pas conclure à la non efficacité de la méthode de Moore ; tout ce qu'on peut dire, c'est que cette méthode, pas plus que toute autre, n'est destinée à guérir certains anévrysmes contre lesquels la thérapeutique semble destinée malheureusement à rester toujours désarmée.

Il nous reste maintenant à juger la méthode au point de vue en quelque sorte anatomique, c'est-à-dire à voir si elle a été capable dans certains cas, au moins d'une façon partielle, de produire le résultat cherché.

Dans presque tous les cas, l'examen des pièces a démontré que le résultat cherché avait été en partie atteint: Dans le cas de Murchison, bien que le malade eût succombé quatre jours après l'opération, il existait un caillot fibrineux, adhérent aux parois de la tumeur anévrysmale, au milieu duquel on retrouvait le fil de fer enroulé. De même dans le cas de Domville, où on note de plus l'état de consistance considérable du caillot obtenu.

Nous n'avons pas l'intention de reprendre une à une toutes nos observations pour faire la démonstration de ce que nous avançons: signalons particulièrement les cas de Cayley, de Ransohoff, de Saboïa où la coagulation était considérable, et où on n'avait affaire non seulement à des caillots noirâtres et mous, mais encore à des caillots durs et stratifiés.

Dans notre première observation personnelle, nous avons trouvé un beau caillot fibrineux stratifié, sans qu'il nous soit possible de dire d'une façon absolument précise si c'est sous l'influence de l'intervention qu'il s'est constitué.

Mais ce sont les deux observations de Baccelli qui ont donné, au point de vue anatomique, les plus beaux résultats.

Dans la première, on trouva le ressort au milieu du sac anévrysmal, brisé en cinq ou six morceaux et entouré de caillots stratifiés, présentant divers degrés d'organisation.

Dans la seconde le résultat était encore plus remarquable: on trouva vers le centre de la tumeur anévrysmale « des caillots fibrineux, solides, massifs, stratifiés, » et ça et là entre les caillots dix morceaux de ressort.

Pendant la vie, du reste, on note dans toutes les observations, sauf celle de Howard-Marsh où il n'y eut à vrai dire qu'une tentative d'opération, des symptômes en rapport avec la formation de caillots.

Le premier symptôme observé c'est la diminution de l'intensité des battements; ce résultat a été spécialement remarquable dans l'observation de Murchison où l'introduction fut suivie immédiatement de la disparition des dites pulsations, en même temps que d'une diminution dans le volume de la tumeur anévrysmale.

On trouve ce résultat noté à des degrés divers dans tous nos cas.

Dès le lendemain au plus tard, on constatait une augmentation notable de la consistance de la tumeur. Dans nos deux cas personnels nous avons remarqué ce phénomène d'une façon très nette.

Enfin, presque toujours, il y eut une diminution dans l'acuité des phénomènes subjectifs: les malades se déclaraient presque tous notablement soulagés. C'est ainsi que dans l'observation de Saboïa, le malade qui, depuis plusieurs mois ne pouvait plus trouver de repos, jouit d'un sommeil calme dès le lendemain de l'opération.

De cet examen il résulte donc que si la méthode de

Moore n'a guéri définitivement aucun malade, presque tous ont éprouvé dans les jours qui ont suivi l'opération une atténuation notable dans les phénomènes morbides qu'ils présentaient, atténuation se traduisant extérieurement par une amélioration de l'état local.

Nous pouvons donc conclure de l'étude à laquelle nous venons de nous livrer que:

1° La méthode de Moore, convenablement appliquée, ne fait courir, par elle-même, aucun risque au malade;

2° Que la considération du résultat anatomique produit par l'introduction de corps étrangers, est fait pour nous encourager à poursuivre nos essais dans la même voie. Que les résultats cliniques eux-mêmes, bien que n'ayant pas été suivis de guérison véritable, sont loin d'être faits pour nous détourner de l'emploi d'une méthode qui a à son actif des améliorations indiscutables.

Et cela malgré l'autorité de Gross qui considère de pareilles tentatives comme complètement inutiles; en nous élevant vivement contre le jugement porté par Agnew, qui considère l'emploi de la méthode comme « un jeu téméraire, sinon criminel, avec l'existence humaine. »

CHAPITRE IV

Indications de la méthode de Moore. Discussion du manuel opératoire

La discussion à laquelle nous venons de nous livrer ayant, nous l'espérons, justifié de nouvelles tentatives, voyons quels sont les malades chez lesquels nous appliquerons la méthode avec des chances sérieuses d'arriver à un résultat satisfaisant.

Nous étudierons ensuite de quelle manière nous devons opérer ; et, nous appuyant sur l'expérience de nos devanciers et sur ce que nous avons observé nous-mêmes, nous fixerons le mode opératoire qui nous paraîtra répondre le mieux à tous les desiderata.

De l'avis unanime de tous ceux qui ont eu recours à l'emploi de la méthode, il faut que l'anévrysme traité soit sacciforme. Pour Moore, c'est la seule condition requise, avec cette autre toutefois que l'orifice de communication avec l'aorte soit unique, autrement dit qu'il n'existe pas dans la poche un courant véritable susceptible d'entraîner au loin des parcelles fibrineuses formées autour du corps étranger.

Baccelli se montre plus difficile ; il insiste sur la

dimension de l'orifice de communication, qui devra présenter un diamètre très peu considérable. Le sac lui-même, au point de vue de sa forme générale, devra présenter une direction telle que son plus grand diamètre soit perpendiculaire à l'axe de courant sanguin.

Ces dimensions de l'orifice de communication, Baccelli, s'appuyant sur des considérations théoriques, prétend les apprécier d'une façon suffisamment précise en se fondant sur l'état du cœur lui-même : une hypertrophie cardiaque considérable, avec un cœur dilaté, coïncidant toujours pour cet auteur avec un orifice de communication de dimension considérable.

Cette manière de juger la grandeur de l'orifice nous paraît évidemment passible d'objections sérieuses : en admettant même qu'il n'existe aucune lésion d'orifice cardiaque, susceptible d'avoir produit par elle-même des modifications du côté de la capacité du cœur et de l'épaisseur de ses parois, l'hypertrophie et la dilatation ont toujours été jugées travail de longue durée, tandis qu'au contraire le développement de l'anévrysme, surtout si le collet du sac anévrysmal offre des diamètres notables, aura pu se produire très rapidement.

Nous préférons évidemment nous ranger sur cette question à l'avis de Dujardin-Beaumetz, qui répondait à Baccelli que déterminer exactement la forme de l'anévrysme, la position et la dimension de l'orifice constitue un problème des plus difficiles.

En dehors de ces conditions tenant à l'état de la tumeur elle-même, Baccelli demande qu'il n'y ait pas des lésions d'aortite déformante trop accusées et trop étendues, pouvant faire craindre le développement d'une nouvelle poche à trop bref délai ou dans d'autres points; condition évidemment excellente en théorie, mais dont la solution pratique nous paraît également malaisée: on ne peut, en effet, d'une façon même approximative, juger de l'état des parois aortiques par l'étude la plus consciencieuse de système artériel périphérique: il peut exister, en effet, chacun le sait, un athérome extrèmement marqué des artères accessibles à nos investigations, sans qu'il soit aussi marqué du côté de l'aorte; et la réciproque est certainement encore beaucoup plus fréquente.

Enfin, la dernière indication de l'auteur italien, c'est qu'on ne constate pas d'une façon manifeste de lésion d'orifice.

Nous avons beaucoup insisté sur les idées de Baccelli, parce qu'il est le seul auteur qui ait voulu d'une façon précise indiquer les conditions dans lesquelles l'emploi de la méthode de Moore trouve une justification complète. De cet examen, nous avons le droit de conclure que ces conditions, en admettant leur bien fondé absolu, seront le plus souvent impossibles à apprécier d'une manière suffisamment précise.

D'autre part, doit-on refuser l'application de la méthode à tous les cas n'offrant pas les garanties de succès sus-mentionnées. Évidemment non. Tout ce qu'on peut dire, c'est qu'un malade qui sera porteur d'un anévrysme de dimension restreinte, avec un orifice de communication étroit, avec une intégrité des autres portions de ses tuniques aortiques, ne présentant aucune lésion cardiaque, se trouvera dans les meilleurs conditions possibles pour voir le traitement suivi chez lui d'un succès définitif. Mais de là à ne tenter l'opération que dans ces cas, on peut le dire, exceptionnels, il y a loin.

Pour nous, maintenant que nous savons que l'application de la méthode de Moore ne fait courir au malade aucun danger, et que son emploi est généralement suivie d'une amélioration, qui malheureusement jusqu'ici, n'a jamais été définitive, nous conseillerons d'intervenir toutes les fois que l'on aura affaire à un anévrysme, pointant à l'extérieur, lorsque l'état général du malade, aussi bien que l'état de son cœur et de ses poumons, paraîtra compatible avec des chances de survie notable.

Pour employer une méthode dans le traitement d'une affection naturellement fatale comme l'est celle que nous étudions, il n'est pas nécessaire de pouvoir espérer un résultat définitif; si une guérison n'est pas possible, contentons-nous d'une amélioration.

Le dernier conseil que nous soyons en droit de donner, c'est celui de se hâter : dès que l'anévrysme commencera à bomber légèrement, il faudra intervenir, et le plus rapidement possible. Il est évidemment superflu d'insister sur ce point que le but poursuivi étant l'oblitération du sac anévrysmal, cette oblitération sera d'autant plus facilement obtenue que les dimensions de la poche seront moins étendues, et cela sans parler des accidents de compression, auxquels exposeraient, par le développement de l'anévrysme, de trop longues tergiversations.

L'opération décidée, quel est le mode opératoire auquel nous aurons recours ?

L'opération devra comprendre deux temps:

Le premier est personnel au professeur Lépine: il consiste dans l'exploration de l'anévrysme avec de longues aiguilles à acupuncture, qui, dans les deux cas où il en a été fait usage, s'est montrée complètement inoffensive. Cette exploration a un double but : d'abord elle vous renseigne sur la route à suivre pour planter la canule que vous ferez traverser ultérieurement par le corps étranger dont vous aurez fait choix; lorsqu'un anévrysme fait une saillie notable à l'extérieur, il y a toujours déplacement des parties solides entrant dans la constitution de la paroi thoracique; l'existence de la tumeur elle-même empêche l'exploration des côtes et des espaces intercostaux, qui n'ont plus leurs rapports normaux, et les deux portions du thorax n'étant plus symétriques, il sera impossible de se guider sur le côté opposé pour se faire une idée exacte de la situation des parties. On ne s'exposera par conséquent plus à aller planter son trocart au milieu d'une côte, et à être obligé de faire plusieurs ponctions avec un instrument de dimensions évidemment peu considérables, mais encore infiniment plus gros que ne l'est l'aiguille à acupuncture.

Ensuite, avec la facilité d'enfoncer autant qu'on voudra, sans aucun inconvénient, son aiguille exploratrice, on pourra se rendre un compte exact de l'épaisseur des parois du sac, et de la profondeur à laquelle il faut arriver pour obtenir la sensation spéciale indiquant que la pointe de l'instrument se trouve libre dans une cavité, qui sera l'intérieur de la poche anévrysmale elle-même.

Cette indication n'est pas superflue: il suffit en effet de se reporter aux observations, et spécialement à notre première observation personnelle, pour se rendre un compte exact de l'épaisseur parfois très considérable qui sépare la portion superficielle de la tumeur, de l'intérieur du sac ; dans ce cas, cette épaisseur n'était pas moindre de cinq à six centimètres, tandis que l'intensité des battements semblait indiquer une situation très superficielle; c'est qu'en avant et autour du sac lui-même, il existait un anévrysme diffus. Or l'action coagulante ne peut évidemment être utile que si elle porte dans la portion de l'anévrysme qui est en rapport avec l'orifice de communication, de manière à empêcher l'afflux incessant du sang, et sa diffusion qui, au bout d'un certain temps, se fait d'une manière pour ainsi dire fatale.

Dans notre dernière observation, cette exploration nous a également permis de nous rendre compte qu'il fallait aller très loin pour arriver dans la cavité de l'anévrysme; c'est ainsi que M. Lépine a été amené à enfoncer la canule à plus de 7 centimètres.

En agissant ainsi, on se mettra, autant que faire se peut, à l'abri de ce grand inconvénient, qui consiste à agir sans savoir où on se trouve, et on ne sera plus, comme dans l'observation de Howard-Marsh, obligé de retirer sa canule, sans avoir rien introduit, parce qu'on se sent dans un milieu solide, et qu'on ne sait où se diriger pour arriver dans la poche anévrysmale elle-même. Et, comme Murchison, on n'introduira plus le corps étranger dans les portions antérieures au sac anévrysmal lui-même, ce qui, évidemment, rend l'opération absolument inutile.

Une fois renseignés sur la situation exacte de la cavité anévrysmale, de quelle manière nous y prendrons-nous pour y faire arriver le corps étranger que nous avons choisi ?

L'emploi d'une canule nous paraît absolument indispensable: En effet, dans notre observation XIII, où on ne s'est pas servi de ce mode de conduction, l'examen nécroscopique a montré qu'un ressort de montre introduit, seul corps étranger susceptible, à cause de sa résistance, de pouvoir être poussé à travers les téguments sans l'intermédiaire de la canule, tendant, en vertu de son élasticité à reprendre sa forme primitive, s'était logé pour la plus grande partie en dehors du sac anévrysmal lui-même. En se servant de ce procédé, on est obligé d'introduire le ressort de montre par la partie périphérique et alors, au lieu de se pelotonner, il traverse simplement les tissus, à la manière d'un arc étendu, dont une ligne tracée, du point d'introduction au point où l'extrémité vient buter contre la paroi thoracique, constituerait la corde.

Maintenant de quel corps étranger ferons-nous choix : Nous servirons-nous, comme Moore, d'un fil métallique qui a été également employé par Domville, Cayley, Ransohoff, etc.?

L'emploi d'un pareil agent est susceptible de deux critiques. La première, c'est qu'on ne sait pas ce qu'on fait: on ignore quelle direction prendra le fil, et on voit notamment que la précaution prise par Ransohoff, de l'introduire à plusieurs reprises dans une boîte de la dimension supposée de l'anévrysme, afin de lui communiquer une tendance à se pelotonner d'une façon déterminée, n'a pas empêché l'introduction d'une portion dans l'intérieur de l'aorte; il n'y eut pas d'accident mortel du chef de cette manœuvre. Mais la possibilité de faits pareils semble *a priori* assez grave pour déconseiller l'emploi d'un procédé semblable.

La seconde, c'est qu'étant donné que le fil métallique est introduit à travers une canule rigide, il conservera, quand on le poussera, la direction primitive qui lui a été donnée, et alors il ne commencera à se replier que quand il viendra buter contre la paroi du sac anévrysmal ; si flexible qu'on suppose le fil, il y aura là un petit traumatisme infligé aux parois du sac. Et d'autre part, les parois étant recouvertes de caillots on peut concevoir que ce contact suffira pour en détacher quelques parcelles.

Cette seconde critique est, du reste, un peu théorique, et jamais dans la pratique on n'a observé d'accident imputable à ce mécanisme.

Le fil métallique étant rejeté, aurons-nous recours à l'emploi du catgut, comme l'a fait Murray. — Le résultat obtenu, au dire de Ransohoff, fut nul, et on ne trouva aucun caillot qui se fut formé autour de ce corps étranger. — La conception théorique qui avait guidé Murray, c'était qu'une fois le caillot constitué autour du catgut, celui-ci, à la longue, pourrait se résorber.

Les crins de cheval n'ont pas été employés dans l'anévrysme aortique ; Lévis, Bryant, Stimson s'en sont servi sans grand bénéfice dans des anévrysmes siégeant à la sous-clavière, à l'artère poplitée, à la fémorale.

Schröder a employé les crins de Florence. Les avantages qu'offrait cette substance sont, d'après l'auteur allemand, les suivants :

Ils unissent à une grande solidité une rigidité et une finesse considérables.

Lorsqu'on les a chauffés dans l'eau, après les avoir enroulés autour d'un morceau de bois, ils gardent cette forme spirale, même quand on les plonge dans un liquide ayant la température du sang. Ils reprennent cette forme même quand on les a tout à fait étendus, et *a fortiori* quand on s'est contenté de les faire passer à travers une fine canule rigide.

Tous ces avantages, unis à la facilité d'introduction à travers une simple canule de Pravaz, avaient engagé le professeur Lépine à faire usage de ces fils dans son premier cas. Les résultats obtenus, qu'on retrouvera tout au long dans la relation d'autopsie, ne sont pas faits pour encourager le renouvellement de la tentative.

Dans le cas de Schröder, ils se trouvaient bien environnés de caillots, mais ceux-ci existaient également dans les portions du sac où ils n'avaient pas pénétré, si bien qu'il est difficile d'établir la part qu'ils ont pu avoir dans la coagulation.

Enfin, reste le procédé de Baccelli, c'est-à-dire l'emploi du ressort de montre.

C'est indiscutablement celui qui parait avoir fourni les meilleurs résultats.

L'idée de leur emploi n'appartient pas à Baccelli lui-même; elle lui avait été suggérée par le Dr Montenovesi.

Les ressorts de montre, par leur forme, ne risquent pas, en effet, de pouvoir traverser l'orifice de communication. Ils constituent un disque avec une large surface sur laquelle le sang pourra venir se coaguler.

Enfin, introduits au centre de la poche par la canule, ils reprennent leur forme par le jeu de leur élasticité et s'enroulent dans le sac anévrysmal, sans risquer d'aller blesser la paroi opposée au point où se fait l'introduction.

Ils ont pourtant un inconvénient : c'est de se briser facilement ; sous l'influence probable de l'oxydation, ils deviennent fragiles, et dans les deux premiers cas de Baccelli, dans l'observation de Saboïa, dans notre première observation personnelle, c'est en fragments qu'on les a retrouvés.

Mais cet inconvénient, bien qu'il ait arrêté Schröder, dans la crainte que cette fragmentation donnât lieu à des embolies, ne paraît pas en pratique bien considérable.

En outre, peut-être l'oxydation de l'acier est-elle une condition favorable qui rend plus facile la coagulation, ou tout au moins l'adhésion des caillots au ressort de montre.

Toujours est-il qu'en se reportant aux observations, c'est dans les cas où on a employé ces ressorts d'acier qu'on a obtenu les caillots offrant la plus grande solidité et les caractères les plus avancés d'une véritable organisation.

Comment les introduire dans le sac ?

Est-il possible de les introduire directement, sans l'intermédiaire d'une canule, et de profiter de leur rigidité pour n'occasionner aux parties que l'on doit traverser que le minimum de traumatisme ? Cette idée, M. le professeur Lépine l'a mise à exécution dans notre observation XIV. Le résultat n'a pas paru bien favorable, ainsi que cela résulte de la lecture de l'observation et de la relation d'autopsie. Aussi, dans notre dernier cas, a-t-il eu recours à l'emploi d'une canule plate, ayant exactement le diamètre intérieur suffisant pour laisser passer le ressort de montre.

L'emploi de cette canule a le double avantage de pénétrer, étant donnée sa longueur, jusque dans l'intérieur du sac, et le mandrin qu'on peut y pousser repoussera complètement dans la poche l'extrémité introduite dernière dans la poche anévrysmale.

La facilité véritablement remarquable avec laquelle, à l'aide de cet instrument, se fait l'introduction, nous permet de le recommander comme remplissant toutes les conditions que l'on peut exiger ; c'est ainsi que notre dernier ressort a pu être mis en place en quelques secondes seulement, et cela sans provoquer la moindre manifestation douloureuse chez notre malade.

Combien devra-t-on introduire de ressorts ?

La réponse doit évidemment varier suivant les cas ; Baccelli, dans son premier cas, en avait introduit un seul de 15 cent. de longueur.

Dans son second, il en introduit 1 m. 20 cent. en trois segments. Enfin, dans son troisième, 3 m. 50 en sept morceaux, de 50 centimètres.

Saboïa, lui, introduisit 4 ressorts de 40 cent. de longeur.

Enfin, dans notre dernière observation, nous avons vu que le professeur Lépine a introduit deux ressorts, à quelques jours d'intervalle, se réservant d'en introduire d'autres si l'augmentation de la tumeur et l'intensité des battements semblent en indiquer l'utilité.

Quant au diamètre de ces ressorts, ceux dont s'est servi Baccelli avaient 1 millim. de diamètre.

L'observation de Saboïa est muette sur ce point.

M. Lépine se sert de ressorts plus gros, ayant 2 mill. 1/2 de largeur environ.

Il ne nous reste plus qu'à indiquer un point sur lequel nous ne voulons pas insister longuement : il suffit, avec les idées qui ont actuellement cours dans la science, de l'énoncer pour que chacun en reconnaisse l'absolue nécessité.

Nous voulons parler de l'aseptie des instruments que nous faisons pénétrer dans le sac anévrysmal.

Nous l'avons rappelé tout à l'heure, d'après l'aveu de Murchison, son malade est mort de pyohémie, évidem-ment imputable à l'introduction d'un fil métallique septique.

Un pareil exemple suffit pour mettre en garde le médecin qui voudra avoir recours à la méthode de Moore ; il devra agir avec les précautions les plus minutieuses, flamber et désinfecter non seulement les instruments, mais encore les mains qui doivent les manier. Désinfecter également les téguments du malade que ces instruments doivent traverser.

C'est ainsi qu'il se mettra à l'abri de toute chance de contamination. C'est seulement à cette condition qu'il pourra être sûr que si son intervertion ne donne pas la guérison au malade, elle est du moins incapable de provoquer chez lui des accidents graves qui pourraient hâter la terminaison fatale.

CONCLUSIONS

I. — La méthode de Moore appliquée aux anévrysmes de l'aorte thoracique a été essayée jusqu'ici quinze fois, sans donner de guérison définitive; malgré cette statistique, une étude attentive nous a démontré :

Que son emploi ne fait courir directement aucun danger au malade ; que l'examen anatomique a donné des résultats encourageants ; qu'au point de vue clinique ce mode de traitement a presque toujours été suivi d'une amélioration dans l'état local, et dans les symptômes subjectifs accusés par les malades.

Dans ces conditions, de nouvelles études sont nécessaires, et des tentatives nouvelles semblent non seulement justifiées, mais doivent être encouragées.

II. — Vouloir restreindre l'usage de la méthode aux cas où l'état du cœur et des vaisseaux, la dimension peu considérable de l'anévrysme, l'exiguïté de l'orifice de communication fait espérer une guérison complète et définitive, nous paraît être une exagération manifeste.

Si l'état du malade ne permet pas d'espérer une action

curative absolue, on est en droit de ne demander à la méthode qu'une amélioration qui prolongera l'existence du malade.

III. — Au point de vue opératoire, les résultats relativement les plus favorables semblent devoir être obtenus :

1° Par une exploration préalable de l'anévrysme à l'aide d'aiguilles à acupuncture ;

2° Par l'emploi du ressort de montre de Baccelli, introduit à l'aide d'une canule plate :

3° Par l'usage de l'antiseptie la plus rigoureuse qui est absolument nécessaire, si l'on veut que l'opération reste innocente pour le malade.

INDEX BIBLIOGRAPHIQUE

BACCELLI. — Congrès international de Genève, 1877.
—   — British med. Journ., 20 juin 1885.
BROCA. — Traité des Anévrysmes, 1856.
BRYANT. — Trans. path. Soc., 1877, p. 103.
CAYLEY. — Lancet, 27 février, 1888.
DOMVILLE. — Cité par Stimson, Hanb., p. 213.
HERNE (E.). — Philosoph. Trans., 1796.
LÉPINE. — Semaine médicale, 25 mai 1887.
LEVIS. — Philad. med. Times, 25 oct. 1873.
LORETA. — Mem. of the Roy. Acad. Bologna, vol. VI, sect. IV.
MAC-EVEN. — Lancet, 1877, p. 536.
MARSH (Howard). — Lancet, 1886, t. II, p. 120.
MOORE (H.). — Lancet, 1864, t. I, p. 383.
MURCHISON. —   —   ibid.
MORSE. — Pacif. med. et Surg. ju. 1887, t. XXX.
MURRAY. — Brit. med. Journ., 27 fév. 1886.
PAUL (Liston). — Brit. med. Journ., 27 fév. 1886.
PHILIPS. — Cité par P. Vogt, North. Amer. Arch., juillet 1786.
PRINGLE et MORRIS. — Lancet, 1887, v. I, p. 776.
QUINKE. — Ziemmsen's Handbuch.
RANSOHOFF. — Journ. of the Amer. Assoc., 1886, p. 485.
RICHET. — Holme's syst. of Surg., p. 514.
SABOÏA. — Revista dos Corsos pratic. e. Theor., Rio-de-Janeiro,
   déc. 1885.
SCHRÖTER. — Deutsch. Arch. f. Klin. med., vol. XV, p. 139.
STIMSON. — Amer. Journ. of Med. Sci., t. LXXX, p. 61.
VELPEAU. — Comptes-rendus Acad. Sciences, déc. 1830.
WHITE et PEARCE GOULD. — Lancet, 1887, v. I, p. 776.

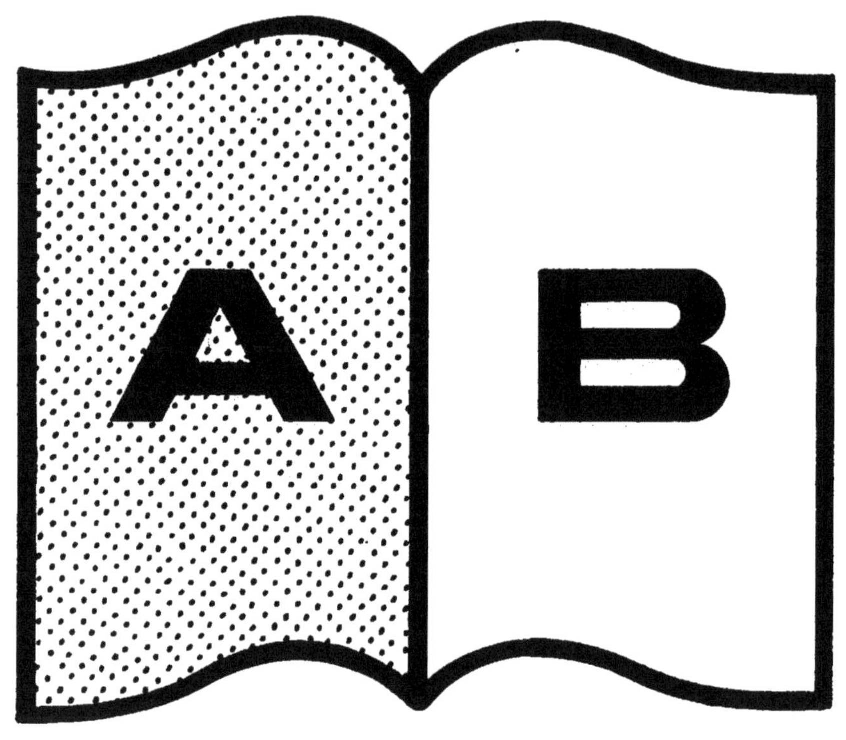

Contraste insuffisant

NF Z 43-120-14

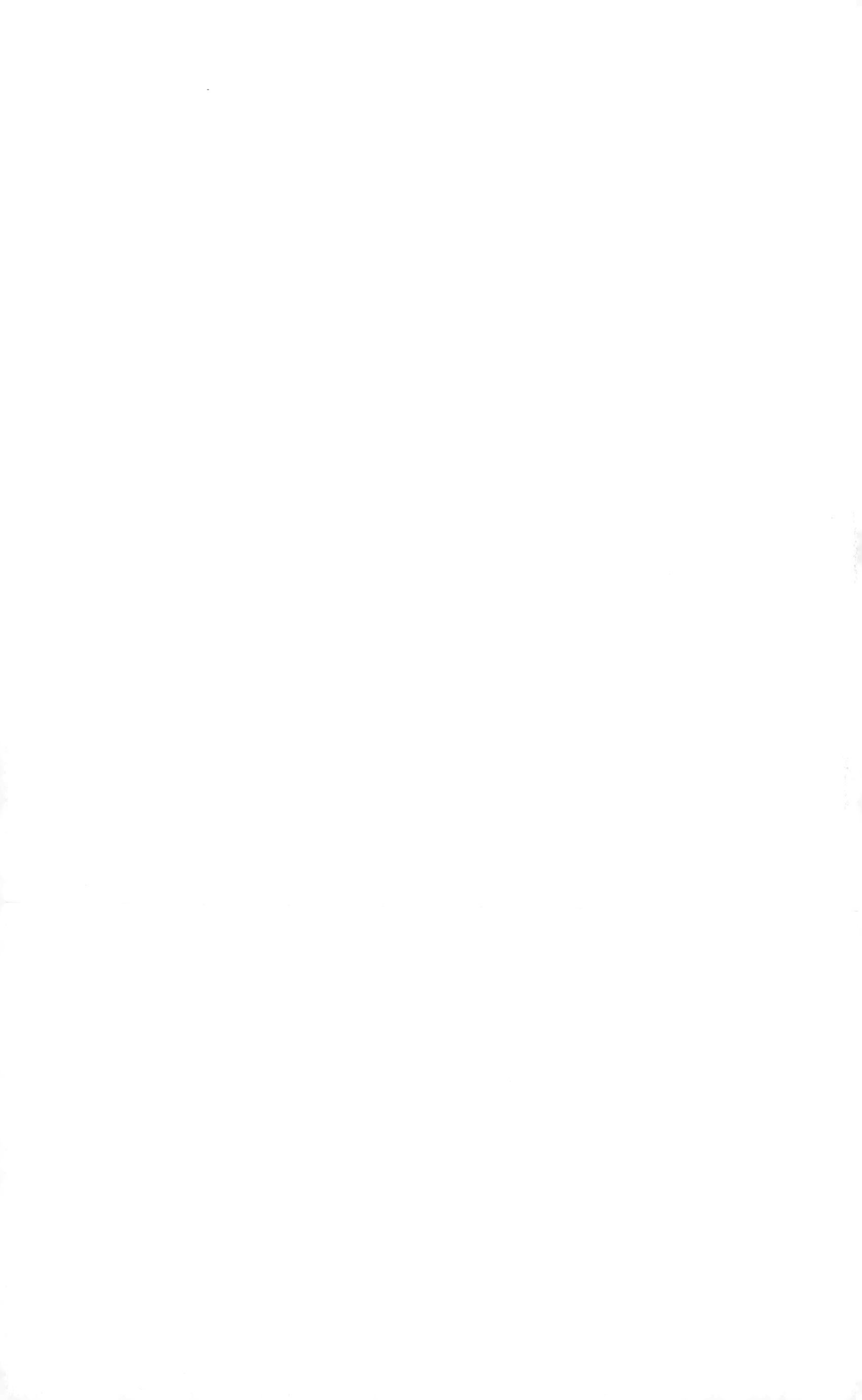

www.ingramcontent.com/pod-product-compliance
Ingram Content Group UK Ltd.
Pitfield, Milton Keynes, MK11 3LW, UK
UKHW020930120726
13693UKWH00003B/1242